ÉTUDE SUR UNE FORME

DE

CIRRHOSE HYPERTROPHIQUE DU FOIE

(Cirrhose hypertrophique avec ictère chronique)

PAR

Victor HANOT,

Docteur en médecine de la Faculté de Paris,
Interne lauréat des hôpitaux de Paris,
Lauréat de la Faculté de médecine,
Membre titulaire de la Société anatomique et de la Société de Biologie.

Avec une planche en taille-douce.

PARIS

LIBRAIRIE J.-B. BAILLIÈRE ET FILS
19, rue Hautefeuille, près du boulevard Saint-Germain.

1876

ÉTUDE SUR UNE FORME

DE

CIRRHOSE HYPERTROPHIQUE DU FOIE

(CIRRHOSE HYPERTROPHIQUE AVEC ICTÈRE CHRONIQUE)

ÉTUDE SUR UNE FORME

DE

CIRRHOSE HYPERTROPHIQUE DU FOIE

(Cirrhose hypertrophique avec ictère chronique)

PAR

Victor HANOT,

Docteur en médecine de la Faculté de Paris,
Interne lauréat des hôpitaux de Paris,
Lauréat de la Faculté de médecine,
Membre titulaire de la Société anatomique et de la Société de Biologie.

Avec une planche en taille-douce.

PARIS

LIBRAIRIE J.-B. BAILLIÈRE ET FILS
19, rue Hautefeuille, près du boulevard Saint-Germain.

1876

A MON PÈRE, A MA MÈRE

A MON FRÈRE

A LA MÉMOIRE

DE GEORGES ABT

A M. ET MADAME ABT

A MES AMIS

Hanot.

A MON PRÉSIDENT DE THÈSE

ET MAITRE DANS LES HÔPITAUX

M. LE PROFESSEUR CHARCOT

A MES MAITRES DANS LES HÔPITAUX

MM. VOISIN, BUCQUOY, HÉRARD, BROCA, MARROTTE,
MARJOLIN, L. LABBÉ, BROUARDEL, HAYEM,
GRANCHER.

ÉTUDE SUR UNE FORME

DE

CIRRHOSE HYPERTROPHIQUE DU FOIE

(CIRRHOSE HYPERTROPHIQUE AVEC ICTÈRE CHRONIQUE)

Pendant mon internat à l'hôpital Cochin dans le service de M. le D͏ʳ Bucquoy, j'ai eu l'occasion d'observer avec mon maître quatre malades atteints d'une affection hépatique, dont l'histoire est loin d'être faite. Toutefois, il existe déjà dans la science quelques observations semblables. Il m'a paru utile de réunir ici tous ces faits, et avec ces documents, de tenter une esquisse des particularités anatomo-pathologiques et cliniques qui ressortissent à cette affection. Les quelques remarques consignées dans ce travail, pourront peut-être servir à l'étude de cet état morbide complexe, désigné sous le nom de cirrhose hypertrophique du foie.

HISTORIQUE.

Je n'exposerai pas ici en entier l'historique de la cirrhose du foie : il suffira d'en extraire tout ce qui s'applique à la cirrhose hypertrophique.

A l'article *Cirrhose*, du Dictionnaire encyclopédique des sciences médicales, M. Cornil commence ainsi le chapitre consacré à l'historique :

« Bien que Morgagni ait vu des foies granuleux, on peut dire
« que la maladie a été décrite uniquement dans notre siècle. Bi-
« chat, dans certains passages de son Anatomie générale, la dési-
« gne assez nettement, mais bien moins cependant que dans son
« dernier cours sur l'Anatomie pathologique, recueilli par P.-A.
« Béclard, et publié par Boisseau. En parlant du foie (page 188),
« il dit : La *diminution du volume* se remarque aussi dans le
« foie sans affection organique. Elle accompagne quelquefois une
« hydropisie ascite, qui, refoulant ce viscère contre le dia-
« phragme, l'aplatit considérablement. Plus loin, en décri-
« vant les granulations du foie, il donne rapidement les caractères
« très-reconnaissables de la cirrhose. Les granulations du foie
« se trouvent assez souvent sur des sujets hydropiques ou ex-
« trêmement maigres, mais chez lesquels il n'existe aucune
« désorganisation apparente. Quand on incise le viscère, on le
« trouve plein d'une infinité de granulations rapprochées, qui
« donnent l'aspect du granit. *Cet état ne se complique jamais*
« *du volume extraordinaire du foie ;* au contraire, il diminue et
« double sa densité comme sa résistance, ce qui fait qu'il n'est
« plus élastique, mais se rompt au lieu de s'étendre. Quelle est la
« nature de ces granulations ? On ne les connaît point ; tantôt elles
« sont grises, tantôt elles sont rougeâtres, tantôt elles semblent
« colorées par la bile. On ignore également les signes qui les
« dénotent dans l'état de vie. » (Page 190.)

Cette page, avec le passage que j'y ai souligné, est certaine-ment fort intéressante, mais elle n'enlève point à Laënnec l'hon-neur d'avoir découvert la cirrhose. Voici comment l'illustre médecin interprétait l'évolution de la lésion nouvelle : « A mesure que les cirrhoses se développent, le tissu du foie est absorbé et finit souvent, comme chez ce sujet, par disparaître entièrement; et dans tous les cas, un foie qui contient des cirrhoses perd de son volume, au lieu de s'accroître d'autant. » (*Traité d'auscultation médiate*, t. I, *page* 359, 1ʳᵉ *édition*.)

Dès lors, l'atrophie du foie devint la caractéristique anatomique de la cirrhose : ces deux termes furent absolument synonimes. L'atrophie hépatique est notée dans les quelques observations rapportées par Laënnec, et qui commencent réellement l'histoire de la cirrhose.

Les premiers auteurs qui étudièrent la *maladie de Laënnec*, tout en acceptant la nouvelle forme clinique dont il venait d'enrichir la pathologie, battirent en brèche l'interprétation des lésions ; ils s'élevèrent unanimement contre cette opinion, que les nodosités de la cirrhose (cirrhoses de Laënnec) doivent être considérées comme des produits de nouvelle formation, pouvant se développer dans le parenchyme hépatique comme dans d'autres organes et sujets au ramollissement, comme tous les produits de formation nouvelle.

Parmi ces médecins, il faut compter d'abord Boulland (et non pas Bouillaud, comme il est dit par erreur dans le traité de Frerichs), Boulland, dis-je (*Mémoires de la Société médicale d'émulation, tome IX,* 1826, Andral (*Précis d'anat. pathol., tome II,* 1829), Cruveilhier (*Traité d'anat. pathol., tome III,* 1830). Kiernan (*The Anat. and Physiol, of liver. Philosophical Transact.,* 1833). Ils substituèrent à l'opinion erronée de Laënnec des hypothèses plus ou moins ingénieuses, qu'il serait sans intérêt de transcrire ici ; mais il importe d'établir qu'on démêle déjà dans ces travaux la conception d'une hyperthrophie préalable, premier stade de l'évolution qui aboutit à l'atrophie de l'organe. Il faut bien dire que cette conception y apparaît vague, indécise, et que le plus souvent il est malaisé de comprendre les divers mécanismes en vertu desquels on fait sortir l'atrophie du développement anormal, soit des différentes substances supposées dont se composerait le foie (Boulland, Andral), soit des éléments réels de l'organe (Cruveilhier, Kiernan).

En vérité, il s'agissait plutôt de théorie pathogénique ou d'analyse quintessenciée des lésions que d'une notion clinique.

On lit dans le *Précis d'anatomie pathologique d'Andral* (tome II) : « En même temps que la substance blanche du foie se développe de manière à donner naissance aux granulations qui viennent d'être décrites, la substance rouge peut rester dans son état naturel ; mais d'autres fois elle s'altère, soit dans sa couleur, qui est souvent alors très-pâle ou d'un vert olive, soit dans son volume, qui peut également augmenter ou diminuer. Y a-t-il augmentation de ce volume, le foie dans sa totalité présente une masse plus considérable. Ce volume est-il au contraire diminué, le foie devient beaucoup plus petit que d'ordinaire ; il s'atrophie. » Dans ce livre, il n'est pas fait d'autre remarque sur ce point.

Même plus tard, dans sa *Clinique*, où se trouvent d'ailleurs consignées tant d'observations importantes relatives aux affections du foie, M. Andral n'en produit aucune où l'hypertrophie hépatique se rattache à la cirrhose.

Voici quelle était l'opinion de Cruveilhier : « Mais quelle est la cause de l'atrophie ? Cette atrophie constituerait-elle la dernière période d'une lésion dont la première serait une hypertrophie, ainsi qu'on l'admet généralement pour la maladie de Bright ? Y aurait-il dans la cirrhose du foie comme dans la cirrhose du rein, une première période dans laquelle le foie volumineux ne présenterait ni bosselures ni corrugations, et dans laquelle le tissu fibreux de ces organes ne serait point développé ? Cette manière de voir a été exposée avec beaucoup de talent par le Dr Becquerel.

« J'ai vu sur nature les altérations qu'il a décrites comme représentant les trois périodes de la même maladie ; mais jusqu'à présent au moins il ne m'est pas démontré que les trois ordres de faits appartiennent à la même lésion. La cirrhose du foie est essentiellement l'atrophie granuleuse ; ses degrés ne sont autre chose que les degrés de l'atrophie. »

Comme on le voit, dans ce passage remarquable, où Cruveilhier, avec sa profondeur de vue habituelle, prévoyait l'évolution actuelle de la question de la cirrhose, la phase d'hypertrophie est serieusement mise en doute. Cette partie obscure de l'étude clinique de la cirrhose du foie ne reçut point d'éclaircissements des travaux de Carswell (*Path. anat. de l'atrophie*, 1833-1838), de Hallmann (*De cirrhosi hepatitis, thèse inaug.*, 1839. *C. Froriep's Notizen*, 1839), qui, les premiers, démontrèrent que la lésion essentielle de la cirrhose consiste dans un développement exagéré du tissu conjonctif interlobulaire du foie. Le mémoire si souvent cité de Becquerel (*Arch. de médecine*, 1840), qui n'a d'importance réelle que par ses indications cliniques, ne changea guère non plus l'état de la question. L'auteur y divise les lésions en trois degrés : « Dans le premier degré, dit-il, le volume du foie est encore normal ; quelquefois même, ce volume est augmenté, et l'organe est un peu hypertrophié ; il est lisse... » Plus loin, à l'article *Symptomatologie*, on lit encore : « Le volume du foie est en général augmenté ou normal, à cette période de la maladie (première période). » Et c'est tout.

Le même vague persista encore, après les études de Rokitansky (*Path. anat:, tome III*, 1842); de Müller (*Müller's Arch.*, 1843); de Oppolzer de Pragues (*Prager Vierteljahrschritt, tome III*); de Gluge (*Atlas der path. anat.*, 1843-1847); do Wilson, de Copland (*Dict. of pract. med., tome VIII*); de Budd (*Diseases of the liner*, 1845). On sait, pour le dire en passant, que ces trois derniers savants rattachèrent à sa vraie cause, c'est-à-dire à l'inflammation chronique, l'hypertrophie de la trame cellulo-fibreuse du foie.

Vers 1846 commençait *une seconde période* : il ne s'agira plus désormais d'une hypertrophie de raison, complètement théorique, mais bien d'une hypertrophie constatée cliniquement, devenue le point de départ d'une forme particulière de la cirrhose. Le professeur Requin publiait deux observations : la première, dans ses Eléments de pathologie ; la seconde, dans l'Union médicale (1849), qui sont relatives à deux cas de cirrhose, où le foie resta considérablement hypertrophié jusqu'à la mort du malade. « La cirrhose, dit Requin, est due à l'hypertrophie de la trame vasculo-celluleuse d'un plus ou moins grand nombre de granulations hépatiques. Ces granulations s'hypertrophient, non pas toutes en même temps, mais successivement, et elles atrophient par compression les granulations restées saines. De là, en règle ordinaire, le ratatinement et l'atrophie de la masse générale du foie. Mais, dans certains cas, il peut se faire, on le conçoit sans peine, que le nombre des granulations qui s'hypertrophient soit tout de suite assez considérable pour constituer une hypertrophie générale du viscère.» (*Supplément au Dict. des dict.*, 1851.)

Ainsi donc, la maladie de Laënnec pourra présenter deux variétés distinctes, cliniquement appréciables, la cirrhose atrophique et la cirrhose hypertrophique.

Cette distinction fut confirmée par le professeur Gubler, dans sa thèse d'agrégation, 1853 : les deux observations rapportées dans cet excellent travail, sont justement deux cas très-remarquables de cirrhose hypertrophique. J'aurai d'ailleurs l'occasion de revenir sur ces deux faits. Dès lors l'existence des deux formes de cirrhose devint classique et fut admise dans la plupart des Mémoires et des Traités de pathologie. Grisolle dit : « La cirrhose peut rester hypertrophique pendant toute la durée de la maladie. » Il ajoute même un peu plus loin, que « le diagnostic de la cirrhose hypertrophique est d'un diagnostic toujours difficile. »

Dans un autre traité classique, on lit : « Dans quelques cas, le foie reste normal, ou bien même il est augmenté de volume (sclérose hypertrophique). » Et plus loin : « La sclérose avec hypermégalie persistant (cirrhose hypertrophique), est d'un diagnostic plus complexe. » (Jaccoud, *Traité de pathologie*, tome II, *page* 429).

Toutefois, cette nouvelle vue n'avait point été acceptée par tous sans conteste. Déjà, en 1852, le professeur Monneret, dans un mémoire publié dans les Archives de médecine, protestait, pour ainsi dire, de la façon suivante : « La pathologie du foie, déjà très-difficile et ténébreuse par elle-même, a été encore obscurcie par certaines dénominations que l'on a imposées à des maladies de la glande hépatique, sans prendre soin de limiter nettement la lésion que l'on prétendait limiter de la sorte. Telle est précisément l'expression de cirrhose qui, après avoir servi primitivement à dénommer une affection identique à elle-même, s'applique maintenant à plusieurs maladies du foie. » Un peu plus loin on trouve encore cette phrase : « Si on parle d'hypertrophie hépatique dans la cirrhose, c'est qu'on a réuni sous ce titre des cas de congestion active ou d'autres lésions dont je n'ai pas à m'occuper dans ce travail. » Mais cette opposition s'accuse surtout dans un travail publié en 1871, dans l'Union médicale, par le Dr Paul Ollivier. Ce médecin, après avoir discuté diverses observations de cirrhose hypertrophique publiées par Requin, Charcot, Jaccoud, Genouville, Millard, Cruveilhier, Lacaze, et une observation qui lui est personnelle, regarde comme impossible qu'il s'agisse dans tous ces cas d'une cirrhose ordinaire terminée à sa première période. Une des conclusions de son mémoire est rédigée en ces termes : « A côté de la forme commune, atrophique de la cirrhose du foie, il en est une, forme plus rare, qui s'accompagne d'augmentation de volume de l'organe. C'est la cirrhose hypertrophique. Je crois avoir démontré, dans le cours de ce travail, que la cirrhose hypertrophique est bien une forme à part, et non pas une des périodes de la cirrhose, une cirrhose qui n'aurait pas eu le temps d'arriver à l'état parfait. »

En janvier 1874, M. Hayem publiait dans le même ordre d'idées un mémoire sous ce titre : « *Contribution à l'étude de l'hépatite interstitielle chronique avec hypertrophie (sclérose ou cirrhose hypertrophique du foie).* » (*Arch. de physiologie.*) On y trouve trois observations, avec examen histologique très-complet. Les quelques lignes suivantes rendent bien compte de l'esprit dans lequel est conçu ce travail : « Lisse ou granuleuse, la cirrhose ordinaire est donc atrophique, et elle ne saurait comprendre les cas dans lesquels le foie présente une hypertrophie plus ou moins considérable. Ces derniers faits d'ailleurs ont été reconnus et mis à part. Depuis quelques années, on les désigne habituellement sous le nom de cirrhose hypertrophique. Mais cette expression a été employée dans des circonstances multiples qui ne sont pas toutes comparables entre elles.

Il paraît évident d'abord que pour quelques auteurs elle a servi à dénommer le stade de début de la cirrhose, stade qui s'accompagne, comme on le sait, d'une hypertrophie plus ou moins marquée.

Comme exemple de ce genre, nous citerons, entre autres,

l'observation de cirrhose alcoolique présentée à la Société de Biologie, par M. A. Ollivier.

Dans des cas de ce genre, on peut penser que si les malades n'avaient succombé dès les premiers symptômes de la maladie, le foie primitivement volumineux se serait retracté.

Il ne s'agit donc pas par conséquent, d'une forme particulière de cirrhose.

Il n'en est pas de même dans la cirrhose hypertrophique proprement dite, qui a fait le sujet du travail cité plus haut, de M. Ollivier.

Dans ce dernier cas, le foie reste hypertrophié jusqu'au dernier moment, il n'a aucune tendance à l'atrophie. C'est donc bien une forme distincte, ainsi que cet auteur l'a fort bien compris.

Toutefois, dans les observations qu'il a rassemblées, on voit que tantôt la maladie a eu une marche rapide, tantôt au contraire une marche lente, et il est possible que cette cirrhose hypertrophique puisse elle-même être divisée en deux variétés. C'est dans la forme essentiellement chronique que rentrent nos deux observations, et maintenant que leur place est assignée dans les cirrhoses simples, il ne nous reste plus qu'à montrer rapidement ce qui distingue ces dernières des altérations complexes du foie avec hypertrophie. »

La question de la cirrhose hypertrophique entre ici dans une *troisième période*.

La prévision de Cruveilhier se réalise ; les dénégations de Monneret deviennent l'évidence.

Il est certain que dans quelques cas, beaucoup plus rares d'ailleurs qu'on ne le pense généralement, la cirrhose classique s'accompagne passagèrement d'un certain degré d'hypertrophie du foie, lorsque l'affection en est encore à son début, à cette période où les manifestations cliniques sont si obscures, où le diagnostic est parfois si difficile.

Il convient d'admettre l'existence de cette hypertrophie préalable aboutissant à l'atrophie définitive, puisque c'est l'avis des auteurs lesplus recommandables qui ont pu suivre cliniquement le passage de l'une à l'autre : il faut admettre cette hypertrophie, en faisant remarquer toutefois qu'elle n'atteint jamais un degré considérable et qu'elle passe le plus souvent inaperçue ; il est rare, en effet, qu'on ait l'occasion d'observer la cirrhose dans les premiers temps de son évolution.

Ce qui est non moins certain, c'est que la dénomination de cirrhose hypertrophique englobe différentes lésions du foie correspondant à des états cliniques qui n'ont entre eux que la plus lointaine analogie. Il faut bien le dire, cette confusion est née le jour ou cirrhose est devenue synonyme de sclérose : on avait découvert que la cirrhose était due à une sclérose extra-lobulaire ; on en arriva bientôt à appliquer ce nom de cirrhose à toutes les lésions du foie où le microscope décelait l'existence d'une sclérose, quelle qu'en fût la forme, l'étendue, l'évolution ; quelles que fussent les autres lésions concomitantes et même les caractères cliniques correspondants.

Déjà Rokitansky en 1842 (*Anat. pathol.*, *tome III*) avait sanctionné cette confusion. Faisant d'*état granuleux* le synonyme de cirrhose, il écrit : « L'état granuleux du foie se combine avec toutes les anomalies essentielles ou accidentelles que l'on trouve dans les granulations, soit qu'elles existent avant lui à différents degrés, soit qu'elles s'y ajoutent. Ces anomalies sont: L'hypertrophie, le foie muscade, la cirrhose, le foie gras ou bien d'autres infiltrations, l'atrophie jaune aiguë et peut-être d'autres maladies du foie ; en particulier, l'état granuleux du foie provenant d'une maladie essentielle, par exemple la cirrhose proprement dite ou toute anomalie accidentelle. » Rokitansky ajoute encore : « La cirrhose proprement dite ou exquise dérive du foie muscade de la première espèce, et consiste en granulations formées par des vaisseaux biliaires à parois épaissies et dilatées. Les autres foies granuleux ne sont que des cirrhoses imparfaites. » On verra plus loin quelle importance j'attache pour mon compte à cette dernière citation.

Quoi qu'il en soit, l'histoire de la cirrhose, du point de vue spécial où je me place, peut donc, ainsi qu'on la vu, se diviser en trois périodes.

Dans une *première période*, les auteurs admettent une hypertrophie passagère précédant l'atrophie définitive, une hypertrophie qui passe plus ou moins inaperçue cliniquement, une hypertrophie théorique.

Dans une *seconde période*, la phase hypertrophique prend une existence positive ; elle se manifeste par des symptômes pratiquement appréciables ; elle n'est plus seulement passagère ; elle peut subsister, à l'état de signe capital, pendant toute la durée de la maladie : à côté de la forme atrophique de la cirrhose, se place la forme hypertrophique.

Dans la *troisième période*, la période actuelle, on se demande si la cirrhose hypertrophique n'est bien qu'une variété, qu'une nuance de la cirrhose atrophique, de la maladie de Laënnec ; si ce sont là deux formes voisines de cette affection, comme on a fait deux formes de la maladie de Bright ; ou bien, si cette dénomination de cirrhose hypertrophique ne comprend pas, au moins dans maintes circonstances, des états morbides qu'il serait inexact de relier par des liens si étroits à la cirrhose classique.

Tel est sur ce point l'état actuel de la question.

Assurément je n'ai point la prétention de résoudre ici les problèmes difficiles qu'elle soulève.

Les derniers travaux, les observations précises présentées, cette année surtout, à la Société anatomique démontrent sur, abondamment que ce terme de cirrhose hypertrophique est loin de désigner toujours un complexus morbide identique.

Je ne crois pas que l'heure soit venue de faire une étude d'ensemble, des diverses formes de la cirrhose hypertrophique. En tout cas, un tel travail serait au-dessus de mes forces ; mes visées sont moins hautes.

Mon intention est de décrire seulement une variété de cirrhose hypertrophique, en entendant par ce mot une affection hépatique qui n'a avec la maladie de Laënnec que de très-lointains rapports. Anatomiquement elle se caractérise, en outre, d'une sclérose extra-lobulaire et souvent aussi intralobulaire sans tendance à la rétraction, par une lésion spéciale des canalicules biliaires : développement exagéré et catarrhe chronique des canalicules biliaires. Le tableau clinique se compose des éléments suivants : ictère chronique, hypertrophie considérable du foie, souvent aussi de la rate ; absence d'ascite et de développement anormal des veines abdominales sous-cutanées, ou faible importance de ces symptômes lorsqu'ils se produisent, phénomènes de l'ictère grave comme terminaison la plus habituelle.

Il reste maintenant à déterminer chacun de ces éléments.

ANATOMIE PATHOLOGIQUE

Dans le chapitre de la cirrhose hypertrophique considérée en général, la première observation anatomo-pathologique importante est celle que présentèrent en 1859 à la Société de Biologie. MM. Charcot et Luys. On y lit : « Dans la cirrhose l'altération se borne à investir les acini ; les nouveaux tractus n'existent le plus souvent qu'à l'extérieur du tissu sécréteur du foie. Ici au contraire, le mal pénètre plus profondément dans la partie active de l'organe ; non-seulement il investit les acini, mais encore ses trabécules avancées vont jusque sur les cellules hépatiques qu'elles circonscrivent et qu'elles encadrent. » Pour la première fois, la cirrhose hypertrophique est séparée anatomiquement de la cirrhose de Laënnec, comme elle en avait été séparée pour la première fois au point de vue clinique par Requin. En janvier 1874, dans un remarquable mémoire publié dans les Archives de physiologie, M. Hayem confirmait par de minutieuses recherches le fait fondamental énoncé par MM. Charcot et Luys. Mais, pour ce qui est de la forme spéciale de cirrhose hypertrophique que j'étudie ici, c'est à M. Cornil que revient l'honneur d'avoir signalé le premier les particularités anatomo-pathologiques qui la caractérisent le plus, je veux parler des lésions des canalicules biliaires. Son mémoire (Archives de physiologie, mars, mai 1874), indique ces lésions avec quelques détails. Il porte pour titre : « Note pour servir à l'histoire anatomique de la cirrhose hépatique. »

On pourrait croire à première vue qu'il s'agit là de la cirrhose ordinaire ; mais il est facile de se convaincre par la lecture des observations contenues dans ce mémoire et insérées à la fin de ce travail, qu'il n'y est question que de cirrhose hypertrophique.

Évidemment M. Cornil s'est placé là avant tout, au point de vue anatomo-pathologique.

En 1873 et 1874, ayant eu l'occasion, à l'hôpital Cochin, dans le service de mon maître le Dʳ Bucquoy, de faire l'antopsie de trois malades morts de cirrhose hypertrophique, je trouvai de mon côté les lésions des canalicules biliaires et je n'hésitai point à rattacher à ces lésions, certaines particularités cliniques observées pendant la vie.

Dans la séance de la Société anatomique du 4 juin 1875, M. Hayem présentait un cas de cirrhose hypertrophique dont l'histoire clinique est identique à celle de l'affection dont il s'agit ici : il avait trouvé les lésions des canalicules biliaires indiquées par M. Cornil et que j'ai rencontrées dans mes observations ; il déclarait d'autre part se rattacher pleinement aux déductions cliniques que M. Cornil et moi nous en avions faites. Je pourrais également citer ici l'observation de M. Fiouppe, où, à l'examen histologique, M. Debove signale, dans certains points, une dilatation considérable des dernières ramifications biliaires. A ce propos, M. Charcot faisait remarquer que les faits de cirrhose avec imprégnation biliaire doivent correspondre à des lésions spéciales (Soc. anat., janvier, février 1874).

Dans le mémoire publié dans les Archives de physiologie, les détails donnés par M. Cornil ne sont pas encore très-complets ; depuis, M. Cornil a ajouté à ses études sur ce point et dans la séance de la Société médicale des hôpitaux, du 25 juin 1875, à propos d'une présentation du Dʳ Martineau, il s'est exprimé en ces termes :

« Cette lésion consiste dans un développement considérable du réseau des canalicules biliaires interlobulaires. Dans tout le tissu conjonctif très-épais qui sépare les îlots hépatiques, on voit sur les préparations colorées au carmin et traitées par l'acide acétique, un réseau très-riche de canalicules formant des mailles assez serrées et semblables absolument par leur structure, leur membrane et leur revêtement épithélial, aux canalicules biliaires interlobulaires normaux. Seulement, au lieu d'un seul de ces derniers qu'on trouve accompagnant chaque branche interlobulaire de la veine porte, c'est un riche réseau à mailles fines qu'on observe dans la cirrhose. Il y a cependant une différence dans le diamètre de ces canaux, et dans la dimension de leurs mailles, suivant qu'on les examine au milieu de la large zone du tissu conjonctif interlobulaire cirrhotique. Ceux qui se trouvent au milieu même du tissu conjonctif qui sépare les îlots voisins, sont les plus volumineux ; ils sont beaucoup plus gros que les canalicules biliaires interlobulaires normaux; ils sont tapissés par des cellules cubiques ou cylindriques, et leur calibre est habituellement aussi rempli de cellules détachées. Les mailles que forment ces canaux assez volumineux en s'anastomosant les uns avec les autres sont assez larges ; elles ont une direction longitudinale et allongée, dans le sens de la direction des vaisseaux portes, et ces mailles allongées, à bords parallèles, sont unies par de courtes anastomoses perpendiculaires à la direction des vaisseaux portes. Le trajet des vaisseaux biliaires et la forme de leurs mailles, sont d'ailleurs là très-irréguliers. De chaque côté de ces larges mailles, composées de gros vaisseaux, il existe, dans la zone fibreuse interlobulaire, en se rapprochant du bord des lobules hépatiques, un réseau de canalicules biliaires beaucoup plus fins que les précédents, en continuité avec eux, et formant des mailles beaucoup plus étroites et aussi plus régulières. Ces canalicules sont tellement étroits, que certaines ne mesurent que cinq ou six millièmes de millimètre de diamètre.

Cependant ils sont, même les plus petits, pénétrés par des cellules allongées, suivant le diamètre du canal qu'elles remplissent et qui y sont disposées bout à bout. Dans les canaux plus larges, qui ont de 6 à 10 et 15 millièmes de millimètre, les cellules toujours allongées et généralement plates, sont disposées en deux ou trois rangées parallèles remplissant le conduit biliaire. Ces canalicules étroits, remplis soit par une seule cellule qui s'est effilée pour y pénétrer, soit par plusieurs rangées de cellules plates, sont en communication directe et facile à voir avec les plus gros canaux tapissés complètement par des cellules épithéliales cubiques ou cylindriques. Il paraît évident qu'il s'agit là d'une pénétration des cellules épithéliales dans les petits canalicules intra-lobulaires, qui n'en possèdent pas à l'état normal.

Sous l'influence de l'inflammation chronique du tissu conjonctif interlobulaire, il se produit donc une irritation chronique des canalicules biliaires qui y étaient contenus, qui se remplissent de cellules épithéliales, qui se laissent dilater par cette formation nouvelle de cellules dans des canaux qui n'en contenaient pas à l'état normal. De là résulte ce réseau si riche dans touî le tissu conjonctif épaissi.

« Comment se fait-il que ce réseau ne puisse pas charrier la bile formée dans les cellules de l'îlot et qui y reste accumulée ? Cela est bien simple à expliquer : les plus petits canaux sont bouchés plus ou moins complètement par les cellules qui s'y trouvent; les canaux un peu plus gros sont atteints aussi d'un catarrhe avec formation nouvelle de cellules qui les remplissent ; d'où la difficulté et même l'impossibilité de l'écoulement de la bile. D'où résulte la stase biliaire dans les cellules du foie et l'ictère, par suite de l'accumulation de la matière colorante biliaire dans le sang. De telle sorte que la richesse apparente du réseau biliaire correspond en réalité avec une insuffisance absolue, puisqu'il ne peut plus livrer passage à la bile. »

On le voit, on possède déjà un certain nombre de documents, et c'est avec les données fournies dans les observations qui viennent d'être indiquées, qu'il sera possible d'établir les lésions spéciales de la forme morbide, qui est le sujet de ce travail.

J'exposerai d'abord ce qui a trait au foie lui-même, puis ensuite les diverses autres lésions concomitantes.

Le premier fait qu'il faut noter, c'est l'*hypertrophie* considérable du foie, quelle que soit la période de la maladie à laquelle les malades aient succombé. Leschiffres suivants donneront une idée de cette hypertrophie.

Dans l'observation III, le foie pèse 2,850 gr.
Dans l'observation XI, le foie pèse 2,740 gr.
Dans l'observation XII, 2,920 gr.
Dans l'observation XIII, 2,580 gr. etc., etc.

Dans quelques observations, le poids n'est pas indiqué ; mais il y est dit au moins que le foie a augmenté de volume. Dans quelques-unes de ces observations, les mensurations de l'organe montrent bien quel degré atteignait l'hypertrophie hépatique.

Ici une remarque : dans l'observation X, il est dit que le foie était atrophié ; mais on peut juger d'après les chiffres des mensurations, que cette atrophie était bien peu considérable ; d'autre part, on lit dans l'observation, que le volume du foie resta normal pendant presque toute la maladie, qui dura quatre ans environ, et que ce n'est que vers les deux derniers mois qu'on put constater une diminution du volume de l'organe. Ainsi donc, même dans cette observation, l'atrophie hépatique n'est en rien comparable à celle qu'on observe dans la cirrhose classique. Je relève ce fait, parce que je ne prétends pas que les symptômes aient ici une fixité absolue qu'ils n'ont presque nulle part. L'hypertrophie considérable est la règle, mais rien n'empêche que cette hypertrophie soit assez peu accusée pour que, cliniquement, le volume paraisse être resté normal ; et l'atrophie que subissent plus ou moins les divers organes pendant les cachexies, pourra rendre compte jusqu'à un certain point de la diminution de volume constatée à l'autopsie. Mais là encore une fois, on est loin de l'atrophie de la cirrhose de Laënnec.

Le degré considérable de l'hypertrophie hépatique reste ici un fait de la plus grande valeur ; il est plus que probable que ce degré n'est jamais atteint à la première période de la cirrhose atrophique. J'ai eu justement l'occasion, qui se présente assez rarement, de faire l'autopsie d'un homme qui succomba au début d'une cirrhose ; l'hypertrophie hépatique était à peine notable.

Voici cette observation qus j'ai recueillie et qui a été présentée avec les pièces anatomiques à la Société médicale des hôpitaux, par mon maître le Dr Hérard.

Obs. — Roch (A.), 43 ans, cannier, entre le 19 février 1875 à l'Hôtel-Dieu (service du Dr Hérard). Cet homme est conduit à l'hôpital sur un brancard ; il est plongé dans une sorte de coma, et ne répond aux questions qu'on lui pose que par un marmottement absolument inintelligible. Sa femme, qui l'accompagne, donne les renseignements suivants : son mari avait toujours eu une bonne santé ; il faisait de temps à autre des excès alcooliques. Le 13 février, après un déjeuner où il avait bu amplement, il retourna à son atelier ; pas plus que les jours précédents, il n'avait accusé aucun malaise. Il fut obligé, pendant son travail, de faire un violent effort : aussitôt il rendit par la bouche une grande quantité de sang noirâtre ; en même temps il eut une selle abondante, constituée aussi par un liquide noirâtre. Il avait perdu connaissance, et il resta toute la journée somnolent et divaguant ; à plusieurs reprises il aurait eu des mouvements convulsifs généralisés.

Les jours suivants, les vomissements de sang ne se reproduisent plus ; mais il eut encore plusieurs selles noirâtres ; le malade ne sortit point de la storpeur.

. Le 19 février on le conduisit à l'hôpital. A son arrivée, on est surtout frappé par la décoloration complète de la peau ; les muqueuses sont aussi très-pâles, comme exsangues. L'auscultation des poumons n'indique rien de bien intéressant ; la respiration est accélérée. Les mouvements du cœur sont précipités, mais réguliers. Pas de bruit de souffle. Le pouls est également très-rapide, mou, assez ample, régulier. Pas d'augmentation de volume bien appréciable du foie ni de la rate. Le ventre n'est point ballonné : pas de développement anormal des veines sous-cutanées abdominales. Pas de sucre ni d'albumine dans l'urine.

Somnolence presque continuelle ; avec beaucoup d'insistance, on parvient quelquefois a obtenir en réponse quelques monosyllabes, le plus souvent sans suite ; puis le malade retombe aussitôt dans son mutisme et sa stupeur ; il n'a pas conservé le moindre souvenir. Apyrexie.

Les jours suivants, la situation reste sensiblement la même. Plusieurs fois, selles constituées par un liquide noirâtre. Même obtusion intellectuelle. A plusieurs reprises, délire d'action ; le malade quitte son lit et avance au hasard dans la salle.

Du 21 au 24 février, même état. La témpérature s'est élevée et oscille entre 38° et 39° ; la langue est sèche ; la respiration s'accélère davantage. A l'auscultation, quelques râles sous-crépitants disséminés dans les deux poumons.

Pâleur livide ; aspect cadavérique. Le 23, respiration d'agonie ; mort le 24 février, dans la matinée.

Le père de cet homme aurait aussi succombé rapidement après des vomissements de sang, survenus au milieu de la santé la plus parfaite.

Autopsie. — Aucune lésion appréciable de l'encéphale, qui est complètement décoloré, comme macéré. Quantité abondante de liquide céphalo-rachidien.

Poumons un peu congestionnés à la partie inférieure et au bord postérieur. Plèvres intactes ; petite quantité de liquide séreux dans les cavités pleurales. Pas de lésions valvulaires du cœur ; myocarde flasque et pâle. Les reins ont le volume ordinaire ; pas d'adhérence de la capsule ; tissu pâle peu résistant. Rien à noter sur la longueur de l'intestin grêle ou du gros intestin ; hémorrhoïdes assez accusées. La muqueuse de l'estomac est teinte en noir par la matière colorante du sang. Point d'ulcération, point de veinules très-développés. Petite quantité de liquide séreux dans la cavité péritonéale.

Sur les deux tiers supérieurs de la muqueuse œsophagienne, les veines sous-muqueuses sont énormément dilatées : elles forment des cordons longitudinaux qui ont environ le diamètre d'une plume d'oie. Sur un de ces cordons on remarque une petite ulcération qui a à peu près 0,001 de diamètre, et est obstruée par un caillot noirâtre. Aucune autre lésion de la membrane muqueuse. Toutes les autres veines thoraciques ont le volume ordinaire et ne sont comprimées en aucun point. Pas de varices accusées aux membres inférieurs. La rate pèse 450 grammes ; son tissu est rougeâtre, charnu, résistant ; la capsule, par places, est considérablement épaissie ; avec les réactifs ordinaires, point de dégénérescence amyloïde appréciable.

Le foie pèse 1,980 gram. ; sa capsule est épaissie, mais complètement lisse sur la surface. Sur la coupe, le tissu hépatique est finement granuleux et assez résistant ; couleur chamois. L'organe est sillonné par un grand nombre de veinules qui donnent, par places, l'aspect d'une sorte de tissu caverneux. Les réactifs ordinaires ne révèlent pas la dégénérescence amyloïde. L'examen microscopique fait reconnaître les lésions de la cirrhose.

Les lobules hépatiques ne présentent aucune altération bien appréciable ; il y a un certain degré d'hyperplasie du tissu conjonctif extralobulaire, surtout autour des radicules de la veine porte.

A propos de cette observation, je relèverai en passant cette particularité si intéressante des varices œsophagiennes déjà très-développées et jusqu'à rupture veineuse, alors qu'on ne peut supposer qu'un bien faible degré de gêne mécanique de la circulation intrahépatique. On voit d'ailleurs que les origines prin-

cipales de la veine porte n'étaient que bien peu modifiées, puisqu'il n'y avait que peu ou point d'ascite, peu ou point de dilatation
des veines stomacales, etc. Peut-être faudrait-il admettre que la
gêne mécanique de la circulation de la veine-porte dans l'intimité du foie, n'explique pas à elle seule les modifications qui
peuvent survenir dans les branches d'origine de la veine porte ;
plus d'une fois, l'état des parois veineuses joue probablement
aussi un rôle important, et il n'est pas nécessaire que cet état,
quelle qu'en soit la pathogénie, suive l'ordre des lésions de cause
mécanique.

Dans le plus grand nombre des cas, le péritoine périhépatique
est le siége d'une inflammation chronique plus ou moins accusée ; il existe des adhérences entre la face convexe de l'organe et
le diaphragme, et aussi la paroi antérieure de l'abdomen. Ces
adhérences existent également entre la face inférieure et l'estomac, l'intestin, etc. Du reste je reviendrai sur cette péritonite
concomitante.

La surface du foie ne présente pas toujours le même aspect,
en dehors des néo-membranes péritonitiques qui la recouvrent. Le plus souvent elle est granuleuse, recouverte de
petits mamelons jaunâtres ou jaune verdâtres, qui ont au plus le
volume d'un grain de chènevis, et séparés les uns des autres par
des tractus grisâtres de tissu fibreux. Généralement cet état ma-
melonné n'est pas aussi accusé que dans les cas de cirrhose
atrophique confirmée.

« Dans la cirrhose hypertrophique, dit M. Cornil (art. *Cirrhose*,
Dictionnaire encyclopédique), le foie est soutenu, lisse, particulièrement dans les observations où son volume est le plus considérable ; mais dans d'autres cas, il est plus ou moins irrégulier,
lobulé ou granuleux à sa surface. Sur la coupe, le tissu apparaît parsemé d'une infinité de petites masses sphériques qui ont
les unes un demi-millim. de diamètre, les autres 2 à 3 millim.

Les plus petites sont assez régulièrement sphériques ; la forme
des plus grandes est assez irrégulière, et à leurs contours, elles
semblent composées par la fusion de plusieurs sphères plus petites. Ces petites masses sont généralement d'un jaune-chamois,
ou jaune verdâtre, ou vert foncé ; elles sont toutes séparées les

unes des autres par des trabécules de tissu fibroïde qui souvent dépasse de quatre et cinq fois le diamètre des grains qu'elles séparent. Ces trabécules conjonctives sont à peine en retrait par rapport aux granulations, de telle sorte que celles-ci ne font qu'une très-faible saillie, et que, comme je l'ai déjà dit, la surface de la coupe n'est pas très-granuleuse. On dirait donc un bloc de tissu fibreux, farci de granulations jaunâtres ou verdâtres, relativement assez espacées.

Dans certains cas, l'aspect du foie est tout autre. C'est encore la même périhépatite, le même degré de mamelonnement de la surface ; mais le tissu offre une coloration spéciale. Ce n'est plus la teinte jaune-chamois ou jaune verdâtre, c'est une coloration vert foncé, vert-olive, ou vert-épinard. Sur la coupe, au milieu de la teinte verte généralisée, on distingue encore les tractées fibroïdes grisâtres qui y dessinent comme des nervures. Ici le tissu est moins résistant, et il graisse davantage le papier.

La forme du foie hypertrophié reproduit assez exactement la forme ordinaire, c'est-à-dire que l'hypertrophie est générale et assez régulière : quelquefois elle porte surtout sur le lobe droit. Le bord antérieur reste tranchant. Dans aucune observation, il n'est fait mention de cicatrices fibreuses plus ou moins profondes, sillonnant la surface de l'organe.

Dans presque tous les cas, les gros canaux biliaires n'ont point présenté d'altérations bien appréciables ; quelquefois un peu d'épaississement de la muqueuse, quelques arborisations. Il n'est point question de cholédocite marquée, ni d'oblitération de l'ampoule de Vater.

J'excepte ici bien entendu les observations où il y avait coexistence de lithiase biliaire. Dans l'observation de Frerichs, l'inflammation catarrhale du canal cholédoque était assez accusée. Une fois il est fait mention de ganglions lymphatiques enflammés et hypertrophiés siégeant dans le hile du foie. Dans les autopsies que j'ai faites, cette hypertrophie ganglionnaire n'existait point, ou tout au moins il était impossible d'admettre une compression des gros conduits biliaires par les ganglions du hile hypertrophiés.

Les *lésions microscopiques* ne sont pas partout absolument

identiques ; elles diffèrent plus ou moins, selon les points où l'examen a été pratiqué, et ces différences sont visiblement en rapport avec l'âge, la phase, l'intensité de la lésion.

Voici un résumé des particularités saillantes dans les trois cas que j'ai examinés : d'une façon générale ce sont les mêmes qu'ont indiquées MM. Cornil et Hayem, dans leurs observations. Ces détails ont été étudiés sur des coupes préparées de la manière suivante : le tissu avait d'abord été placé pendant vingt-quatre heures dans une solution concentrée d'acide picrique, puis, pendant vingt-quatre autres heures, dans une solution de gomme arabique, puis enfin, pendant le même temps, dans de l'alcool absolu. Les coupes pratiquées sur le tissu ainsi préparé, étaient colorées au moyen du picro-carminate d'ammoniaque, puis montées dans la glycérine acidulée.

Les coupes sont d'abord examinées à un faible grossissement (80 diamètres). Sur certains points, les lobules sont presque immédiatement appliqués les uns contre les autres, comme à l'état normal, et ne sont séparés que par des bandelettes du tissu conjonctif fibrillaires qui ont à peine 0,3^m de millim, environ d'épaisseur. Ces lobules ne présentent aucune modification pathologique bien appréciable, si ce n'est que les espaces interposés aux cellules sont plus dilatés qu'à l'état normal. Il y a çà et là des groupes de ces lobules à peine modifiés, formant des sortes d'îlots au sein du tissu altéré.

Le plus souvent, les lobules hépatiques sont séparés les uns des autres par une gangue du tissu conjonctif fibrillaire, sillonnée de canaux biliaires formant des sortes de plexus plus ou moins riches. Entre deux lobules voisins, cette gangue peut avoir jusqu'à trois fois la largeur moyenne des lobules, et a rarement moins d'un millimètre de large. Les lobules diffèrent notablement d'étendue ; les uns ont à peine un quart de millimètre de diamètre ; les autres ont jusqu'à quatre millimètres.

Les coupes sont examinées à un fort grossissement 300 à 400 D. Les lobules n'offrent pas tous absolument la même conformation. Sur un grand nombre, les cellules hépatiques sont très peu altérées ; leur volume, leur forme, leur noyau sont sensiblement comme à l'état normal ; toutefois, elles sont plus riches en

granulations protéiques et graisseuses. Un certain nombre de
ces cellules contiennent des petites granulations d'un jaune clair,
qui sont évidemment constituées par du pigment biliaire.

Les cellules sont séparées les unes des autres par des espaces
qui ont jusqu'à leur propre diamètre. A l'intérieur du lobule, ces
espaces contiennent en nombre très-variable des éléments embryonnaires, et çà et là quelques granulations pigmentaires.
Vers la périphérie, le tissu conjonctif fibroïde périlobulaire envoie des tractus qui séparent les unes des autres les cellules les
plus extérieures. Quelques-unes de ces cellules sont à peine modifiées, mais la plupart sont comme aplaties, étranglées par la
zone conjonctive qui les enserre, et qui par places a entre deux
cellules jusqu'à deux et trois fois le diamètre des cellules. Dans
ces points, la cellule hépatique peut n'avoir plus que 10 à 20 millièmes de millim. de diamètre ; c'est une petite masse de protoplasma granuleux, à contours plus ou moins irréguliers.
Certains lobules ne possèdent à leur intérieur que peu d'éléments embryonnaires interposés aux cellules, et les tractus conjonctifs sont fort peu accusés à leur périphérie. Ces lobules sont
donc à peu près normaux, et ils n'offrent également rien de
particulier à noter autour de la veine centrale.

Sur certaines préparations, il n'y a pour ainsi dire pas trace
de sclérose intralobulaire ; le tissu conjonctif extralobulaire
très-développé, forme autour des lobules des cerclés qui les ont
plus ou moins atrophiés, mais régulièrement.

Sur d'autres points, au contraire, le travail irritatif intralobulaire est en quelque sorte à son maximum. Le lobule qui a
au plus un demi-millim. de diamètre, est réduit à quelques
cellules atrophiées, granuleuses, pigmentées, perdues au milieu de tractus fibrillaires, qui sillonnent en tous les sens ce
reste de lobule. Sur la plupart des lobules, les lésions sont pour
ainsi dire intermédiaires : il y a une zone extérieure plus ou
moins large, composée de cellules atrophiées par les prolonge
ments du tissu conjonctif extralobulaire, et une zone intérieure
où on ne trouve que des éléments embryonnaires dans les espaces
qui séparent les cellules. En certains points, ces éléments sont
très-nombreux, et alors on les trouve aussi en certaine quantité

entre les faisceaux du tissu conjonctif hyperplasié extra et intra-lobulaire. C'est évidemment là la trace de nouvelles poussées aiguës, éclatant au milieu du processus chronique.

Sur ces lobules, où les éléments embryonnaires sont plus abondants, il est facile de voir que la plupart des cellules hépatiques sont plus troubles, plus granuleuses, et il en existe un plus grand nombre qui contiennent du pigment biliaire ; çà et là aussi, les granulations jaunes du pigment biliaire se trouvent épanchées en quantité variable, sous forme de petits blocs, dans les espaces qui séparent les cellules hépatiques. Ces cellules contiennent aussi plus ou moins de gouttelettes graisseuses.

Quand on examine les coupes pratiquées sur le tissu du *foie épinard*, on voit que tous les lobules sont complètement infiltrées de bile et de pigment biliaire. La plupart des cellules ne sont plus qu'un amas de granulations pigmentaires infiltrant le protoplasma où le noyau a disparu, et mélangées de gouttelettes graisseuses. Ces mêmes granulations, presque toutes d'un vert foncé, remplissent également les espaces intercellulaires.

Ici les cellules présentent une dégénérescence graisseuse beaucoup plus accusée ; quelques-unes sont réduites à une ou deux gouttelettes de graisse, autour desquelles le protoplasma, coloré en jaune verdâtre, forme une couche plus ou moins mince.

Sur ces mêmes points, on constate facilement certaines particularités très-intéressantes déjà décrites par M. Cornil, dans l'observation VI. Pour ce qui est de l'interprétation donnée par M. Cornil, de plus compétents que moi pourraient seuls la juger : pour moi je la trouve ingénieuse et très-acceptable.

« En examinant les îlots hépatiques avec un fort grossissement (300, 400 diam.), on trouve des canaux droits ou anastomosés, composés de fragments cubiques complètement colorés en vert foncé, même avec ce grossissement, et qui paraissent réfringents et durs. D'autres fois, on voit des sections de ces organes, et alors on y découvre très-bien une paroi que l'on pouvait également supposer, en les examinant, suivant leur longueur. On voit là une couche de ces petits blocs verts dispersés comme le

seraient les cellules pariétales d'un conduit biliaire, et au centre
également, un petit bloc de la même couleur. Qu'est-ce que ces
parties, si fortement colorées en vert, qu'on observe dans des
canaux, au centre et au pourtour des îlots hépatiques ? Cela ne
peut être que les canaux biliaires remplis de concrétions biliaires. Bien que nous n'ayons pas vu de noyaux dans ces petits
blocs verdâtres, tout porte à penser que ce sont des cellules infiltrées de matière colorante et transformées en de petits calculs
microscopiques. »

Sur les autres foies où la rétention biliaire n'est pas aussi
complète, il n'a point été question de ces détails ; toutefois il a
été dit que, même dans ces cas, on trouvait çà et là, entre les
cellules, des espaces plus ou moins remplis de fragments pigmentaires. On pourrait peut-être aussi voir là des canalicules
biliaires intra-lobulaires moins remplis, moins distendus ; ce serait en raccourci ce qu'on observe sur le foie vert-olive où d'une
façon générale, les lésions sont en quelque sorte à leur maximum.
Mais encore une fois, je ne me permets pas de me prononcer
sur ce point qui soulève là question si délicate de l'existence des
canalicules biliaires intralobulaires.

Quant aux éléments embryonnaires, qui, sur ces mêmes foies,
se montrent dans les espaces intercellulaires en quantité variable suivant les points, l'âge, le degré du processus, pourrait-on
les considérer en partie comme le résultat d'un travail irritatif
des cellules plates, qui, suivant certains histologistes, tapissent
les canalicules intralobulaires ? Devrait-on les faire provenir en
partie du tissu conjonctif intra-acineux admis par plusieurs auteurs ? Ce sont autant de problèmes à résoudre.

Il a déjà été dit que les lobules sont séparés les uns des autres
par des tractus de tissu conjonctif, qui ont de 0,0005 à 0,005 de
largeur. Sur la plupart des coupes, ce tissu conjonctif est composé de fibrilles, qui, à première vue, semblent s'entrecroiser
assez irrégulièrement dans tous les sens.

Mais ce qui frappe avant tout dans ce tissu conjonctif extra-
lobulaire, c'est le développement considérable des canalicules
biliaires. Ils forment là un réseau très-riche constitué par des
anses qui circonscrivent les espaces plus ou moins étendus,

comblés par le tissu fibrillaire. Les sortes d'arabesques que dessinent les canalicules biliaires offrent les apparences les plus variables. Le type le plus commun représente une série de canaux flexueux, qui vont se dichotomisant, et qui se terminent en dernière analyse par des anses dont quelques-unes se continuent à plein canal, avec des anses voisines, ou encore par des huit de chiffres, où se devine évidemment le reploiement des canalicules sur eux-mêmes et leur changement de plan. Ces canalicules qui serpentent ainsi autour des lobules, ont environ de 0^{mm}, 01, à 0^{mm}, 03 de diamètre ; ce diamètre est à peu près partout le même ; toutefois, en certains points, le canal est irrégulièrement dilaté, et affecte une disposition légèrement moniliforme. A l'intérieur de ces canalicules se voit un nombre variable de cellules polyédriques, tassées les unes contre les autres, pourvues de noyaux et de granulations. En certains points, ces cellules sont appliquées sur la face interne du vaisseau en une ou deux couches seulement, et laissent ainsi entre elles un canal central nettement appréciable ; sur d'autres points, elles comblent presque complètement la lumière du canalicule. Çà et là, le protoplasma de ces cellules est teint en jaune verdâtre, très-certainement par la bile, et contient des granulations de pigment biliaire.

Mais c'est surtout sur le foie vert-épinard que s'observe l'imprégnation des cellules des canalicules biliaires par les matières colorantes de la bile. Elles sont complètement infiltrées de pigment biliaire ; celui-ci farcit également toute la lumière du canalicule qui se présente au microscope, sous la forme d'une traînée sinueuse d'une matière verdâtre. Souvent, autour des canalicules, le tissu conjonctif extralobulaire est plus serré que partout ailleurs, et forme là une sorte de gaîne fibroïde, qui a jusqu'à 0^{mm}, 02 d'épaisseur. Il existe donc là une véritable périangiocholite. Quand on examine avec soin ces coupes, on finit par remarquer que l'irrégularité dans la disposition des faisceaux conjonctifs est plus apparente que réelle ; un grand nombre se dirigent plus ou moins parallèlement au pourtour des canalicules biliaires qui leur semblent être comme des centres de ralliement. On distingue, disséminés au milieu de ces faisceaux, des

cellules plates et des éléments embryonnaires. Ceux-ci, sur certaines coupes, sont très-nombreux, et infiltrent tout le stroma
des fibrilles conjonctives. On peut poursuivre les canalicules
anormalement développés jusqu'à la périphérie des lobules, où
ils se perdent en capillaires très-ténues au sein de la zone fibrillaire qui empiète sur le lobule.

Je n'ai pu constater moi-même les détails intéressants signa-
lés par M. Cornil, et exposés ainsi dans la communication rapportée plus haut. « De chaque côté de ces larges mailles,
composées de gros vaisseaux, il existe dans la zone fibreuse
interlobulaire, en se rapprochant du bord des lobules hépatiques,
un réseau de canalicules biliaires beaucoup plus fins que les
précédents, en continuité avec eux, et formant des mailles beaucoup plus étroites et aussi beaucoup plus régulières... Cependant ils sont, même les plus petits, pénétrés par des cellules allongées, suivant le diamètre du canal qu'elles remplissent et qui
y sont disposées bout à bout. Ces canalicules étroits, remplis soit
par une seule cellule, qui s'est effilée pour y pénétrer, soit par plusieurs rangées de cellules plates, sont en communication directe et
facile à voir, avec les plus gros canaux tapissés complètement
par des cellules épithéliales cubiques ou cylindriques. Il paraît
évident qu'il s'agit là d'une pénétration des cellules épithéliales
dans les petits canalicules intralobaires, qui n'en possèdent pas
à l'état normal. »

En aucun point, on n'a obtenu les réactions caractéristiques
de la matière amyloïde.

Les vaisseaux sanguins ne présentent pas de modifications
bien importantes. Sur un grand nombre de coupes, ils offrent
l'aspect ordinaire. Toutefois, il arrive souvent que leur diamètre
dépasse plus ou moins le diamètre habituel, pour des vaisseaux correspondants. Les divisions de la veine porte, avec
un volume normal ou plus ou moins dilatées, sont enclavées en
quelque sorte à la manière de sinus dans la gangue conjonctive périlobulaire. Il arrive quelquefois que leur paroi
propre se distingue à peine des faisceaux conjonctifs qui
l'enserrent, comme si elle avait subi elle-même en grande partie
la transformation fibroïde. Sur les coupes, où l'infiltration em-

bryonnaire est très-abondante, les jeunes cellules ne sont pas plus nombreuses autour des vaisseaux sanguins. Au contraire, il est facile de voir en pareil cas, au moins sur quelques coupes, que ces jeunes cellules se sont surtout multipliées autour des parois des canalicules biliaires qui leur constituent comme des centres de formation. D'autre part, on n'observe point autour des parois de la veine porte les gaînes fibroïdes, en quelque sorte spéciales, qui ont été indiquées pour les canalicules biliaires.

Les ramifications de l'artère hépatique n'offrent rien de bien particulier à indiquer ; elles ne paraissent guère plus développées qu'à l'état normal, et ne tracent que de rares sillons à travers la gangue conjonctive hyperplasiée.

Peu de chose à noter à propos du système lymphatique, si ce n'est qu'on rencontre, au sein du tissu conjonctif extralobulaire des fentes lymphatiques fort développées.

Dans la majorité des cas, il n'existait point de calculs biliaires ni dans la vésicule, ni dans les gros conduits ; on n'y observait point non plus ces dilatations des conduits d'un certain volume, ni ces altérations de la muqueuse qui accompagnent habituellement la lithiase biliaire chronique.

La vésicule avait aussi en général les dimensions moyennes, et ne présentait aucune modification bien importante.

Les modifications intimes subies par le tissu du foie peuvent, d'une façon générale, se résumer en ces quelques mots : hépatite interstitielle extra et intralobulaire ; catarrhe et développement anormal des canalicules biliaires.

L'hépatite interstitielle se caractérise surtout par des tractus sclérosiques qui séparent les lobules les uns des autres ; quelquefois des groupes de lobules d'autres groupes : ici les lobules ne sont séparés que par peu de tissu conjonctif hyperplasié. La sclérose extralobulaire est très-développée, et souvent les bandes de tissu fibrillaire ont jusqu'à trois fois le diamètre des lobules voisins.

La sclérose intralobulaire n'a pas partout et toujours la même intensité ; ici elle a en quelque sorte dissocié presque complètement le lobule ; là elle n'entoure et n'atrophie que les cellules les plus extérieures. Sur certains points même, le travail sclérosique ne s'est point fait à l'intérieur du lobule. C'est le cas le moins fréquent : quelquefois des infiltrations embryonnaires plus ou moins abondantes, selon les points et selon les cas, montrent sur le fait le travail irritatif aigu ou subaigu, qui doit préparer souvent la sclérose. On a vu que ce travail irritatif n'était ici jamais assez intense pour aboutir à la suppuration. Sur la majorité des coupes, les cellules embryonnaires sont peu abondantes.

Les lésions des lobules sont variables, évidemment suivant la période de la maladie ; à peine accusées sur les uns, très-profondes sur les autres. En outre de la sclérose intralobulaire plus ou moins étendue, des productions embryonnaires plus ou moins pressées, il est d'autres altérations constantes : l'infiltration plus ou moins intense par du pigment biliaire des espaces intercellulaires et des cellules elles-mêmes. Aux périodes avancées, ces cellules sont aussi plus ou moins atrophiées, plus ou moins infiltrées de granulations protéiques et graisseuses, même de vésicules graisseuses.

Les lésions des canalicules biliaires sont des plus caractéristiques : prolifération des cellules épithéliales, souvent infiltrées de pigment biliaire : développement extrême du réseau des canalicules, non-seulement en dehors des lobules, mais aussi, si on admet l'interprétation de M. Cornil, en dedans des lobules.

Ici se place une question : comment expliquer ce développement exagéré des canalicules? Sont-ce des canalicules préexistantes qui, très-difficiles à reconnaître dans les conditions normales, sont rendues visibles par la dilatation que leur fait subir l'inflammation catarrhale chronique? Pour beaucoup de ces canalicules, cette manière de voir est fort admissible ; mais il semble difficile d'attribuer une telle origine aux nombreux canalicules. Il se pourrait aussi que beaucoup de ces canalicules soient des canalicules de nouvelle formation produits sous l'influence du travail irritatif, par le bourgeonnement de canaux préexistants. C'est ainsi qu'à propos des observations de M. Cornil, MM. Charcot et Ranvier (*Archiv. de physiologie,* 1874, *page* 271) ont expliqué la formation des canalicules intralobulaires. A ce sujet, M. Cornil dit: « On peut supposer aussi que les canaux préexistants, n'étant plus maintenus par les parties voisines et siégeant au commencement de la cirrhose dans un tissu embryonnaire, se laissent distendre, et plus tard sont tapissées par une expansion de l'épithélium qui existe normalement dans les canaux extralobulaires avec lesquels ils communiquent. »

Plus tard, comme on l'a déjà vu, M. Cornil a beaucoup insisté sur ce fait, que les cellules épithéliales qui comblent le réseau intralobulaire, proviendraient des canaux extralobulaires.

Ce détail a bien son importance, puisqu'il indiquerait que l'inflammation catarrhale a son point de départ dans les canalicules extralobulaires.

Il faut maintenant signaler en quelques mots les autres lésions qui peuvent être encore rencontrées.

Dans la majorité des cas, la rate est hypertrophiée. Sa capsule est plus ou moins épaissie, suivant les points et suivant les cas. La périsplénite comme la périhépatite, est le plus souvent très-intense, et on peut trouver sur la surface de l'organe des plaques cartilagineuses assez étendues. Le tissu est de consistance variable : tantôt assez résistant, tantôt très-ramolli, diffluent. La coloration varie du rouge vif au rouge violacé.

Quant à l'hypertrophie, elle est habituellement considérable, et dans l'observation XII, le poids de l'organe était de 950 grammes. Dans l'observation de Frérichs, la rate avait 7 pouces et demi de longueur, sur 5 pouces de largeur; etc.

Les lésions du péritoine s'observent presque toujours et ont une grande importance.

J'ai déjà indiqué les altérations du péritoine périhépatique ; j'ai dit qu'il existait des néo-membranes plus ou moins épaisses qui unissent la face convexe du foie à la face inférieure du diaphragme ; l'inflammation chronique de la séreuse s'observe également à la face inférieure de l'organe, mais en général à un degré moindre.

Parfois les fausses membranes situées sur la face convexe du foie et autour de la rate forment des plaques qui ont jusqu'à 6 millimètres d'épaisseur, d'aspect et de consistance cartilagineuse. Le plus souvent la péritonite ne reste pas confinée à cette partie supérieure de l'abdomen. Elle peut s'étendre plus ou moins loin et avec plus ou moins d'intensité sur le feuillet viscéral qui recouvre la masse intestinale. Le type le plus accentué de cette péritonite chronique généralisée est fourni par l'observation de J. (obs. XIII). Tous les organes contenus dans l'abdomen, comme la masse intestinale tout entière, étaient littéralement enveloppés par des néo-membranes, les unes anciennes, les autres de récente formation. Ces fausses membranes étaient pourvues d'une quantité assez notable de vaisseaux de nouvelle formation. Ces vaisseaux, sous l'influence de l'état général, avaient fini par se rompre, infiltrant d'hématies les fausses membranes et remplissant de caillots noirâtres le sac péritonéal.

La péritonite s'était même propagée au sac d'une hernie inguinale droite, rempli lui-même de caillots noirâtres.

Dans les cas moins accusés et lorsque le malade a succombé lors d'une de ces poussées aiguës qui seront décrites plus loin, on trouve le feuillet viscéral du péritoine recouvert d'une couche généralement assez mince de fausses membranes mollasses réduites parfois à une sorte de granité fibrineux ; sur les anses intestinales se dessinent des arborisations capillaires plus accusées qu'à l'état normal. Le sac péritonéal contient alors une quantité variable, généralement assez peu abondante, d'un liquide séreux plus ou moins trouble.

Dans l'observation de Frérichs, l'inflammation péritonéale avait même été jusqu'à la suppuration. « La cavité abdominale ouverte, laisse écouler une quantité notable d'un liquide trouble filant et d'un jaune intense; dans le petit bassin, on trouve une couche épaisse d'un sédiment fibrino-purulent. »

Dans les diverses observations, il n'est point question de lésions notables de la muqueuse gastro-intestinale, ni d'inflammation de la muqueuse duodénale propagée à l'ampoule de Vater ainsi oblitérée. On verra plus tard pourquoi il importe de bien établir ce dernier point.

Les autres lésions qui peuvent encore être rencontrées, n'ont plus qu'une valeur très-secondaire et il est à peu près inutile de s'y arrêter.

Avant de terminer ce chapitre d'anatomie pathologique, il me semble indispensable d'établir brièvement en quoi les lésions de l'affection que je décris ici diffèrent de quelques processus voisins.

Est-il besoin de faire un long parallèle entre les lésions de la cirrhose classique et les lésions précédentes?

Dans le premier cas, la sclérose est presque uniquement extralobulaire ; le tissu hyperplasié va bientôt se retractant de plus en plus, comprimant, atrophiant insensiblement vaisseaux et lobules.

Dans le second cas, le tissu conjonctif se développe en dedans comme en dehors des lobules ; il n'a point de tendance à la rétraction, et, dans les points où il fait disparaître les lobules, c'est en s'interposant aux cellules et en se substituant à elles, à mesure qu'elles disparaissent.

Dans la cirrhose classique, peu ou point de lésions des canalicules biliaires ; ici les lésions considérables de ces canalicules qui viennent d'être décrites et qui différencient cette affection non-seulement de la cirrhose classique, mais aussi de la sclérose hypertrophique sans ictère, où d'ailleurs on trouve aussi une sclérose à la fois extra et intralobulaire, (*sclérose* ou *cirrhose hypertrophique du foie.* Hayem, Archiv phys. 1874).

Un mot ici à propos des modifications que présentent les canalicules biliaires.

Je ne nie point que ces mêmes modifications ne puissent être démontrées sur les foies en état de cirrhose atrophique, mais, lorsqu'on a lu avec soin les descriptions données par les divers auteurs des lésions histologiques de cette affection, on reste persuadé que dans ces derniers, les canaux biliaires ne sont lésés qu'exceptionnellement.

Il semble aussi que lorsqu'en pareille circonstance le processus n'a pas épargné les canalicules biliaires (très-probablement dans les rares cirrhoses avec ictère), les lésions des canalicules biliaires soient relativement peu accusées. Je ne crois pas qu'on puisse expliquer par une simple différence dans le mode de préparation, le silence des anatomo-pathologistes à l'endroit des altérations des canalicules biliaires dans la cirrhose atrophique. Jusqu'à nouvel ordre, je considère ces altérations comme très-significatives dans la forme de cirrhose hypertrophique que j'étudie ici.

Quelques remarques maintenant à propos de la sclérose extralobulaire qui est mentionnée dans les principales observations.

Dans les comptes-rendus de la Société anatomique (séance du 4 juin 1875) on trouve une observation de M. Pitres où l'histoire clinique reproduit exactement l'affection dont il s'agit ici.

Voici cette observation :

OBSERVATION. — Pitres, Bull. de la Soc. anatomique, juin 1875.

Sp... (Dominique), âgé de 33 ans, terrassier, est entré à l'hôpital Beaujon, le 17 avril 1875.

Antécédents. — Sp... a eu pendant longtemps, dans sa jeunesse, des engorgements ganglionnaires. En 1860, il a eu une fluxion de poitrine. Il n'a jamais habité les pays chauds et n'a jamais eu de dysentérie ni de fièvres intermittentes ; il n'a jamais eu non plus de chancres ni de blennorrhagies.

Son père, qui faisait souvent des excès alcooliques, est mort d'apoplexie, à l'âge de 71 ans. Sa mère est morte des suites de couches, avec la jaunisse (?). Il a deux frères et une sœur qui ont toujours joui d'une bonne santé.

Avant d'être malade, Sp... exerçait le métier de maçon. Il était très-robuste ; mais il aimait beaucoup à boire, et dépensait en petits verres tout l'argent dont il pouvait disposer. En 1866, il tomba du haut d'un échafaunage élevé et eut une violente contusion de la région hépatique : on lui fit appliquer des sangsues sur l'hypochondre droit, et, peu de jours après cet accident, il put reprendre ses travaux.

A la fin de 1867, il fit une seconde chute, de la hauteur d'un premier étage, à la suite de laquelle on le transporta à l'hôpital, avec une plaie de tête assez sérieuse et une fracture du bras.

Il était à l'hôpital depuis trois jours, lorsqu'il *devint jaune*. A ce moment, il n'avait aucune douleur dans la région du foie.

Après deux mois de traitement, il quitta l'hôpital, guéri de sa fracture et de sa plaie de tête, mais avec un ictère intense, qui depuis sept ans a toujours persisté. En sortant de l'hôpital, il abandonna le métier de maçon, qui lui paraissait trop dangereux, et se fit terrassier. Son ictère ne l'inquiétait pas et ne lui causait aucune souffrance. Vers 1870, il s'aperçut qu'il était plus facilement accessible à la fatigue, que ses forces diminuaient, qu'il maigrissait un peu, que son appétit était irrégulier, et qu'il était sujet à des alternatives de constipation. Pas d'épistaxis, pas d'hémorrhoïdes. Quand il se sentait trop fatigué, il entrait pendant quelques jours à l'hôpital, se reposait et reprenait ensuite ses travaux.

En 1871, il eut le scorbut ou du moins il raconta que, pendant quelques jours, au milieu d'un mouvement fébrile assez intense, sa peau se couvrit de taches de purpura, et que ses gencives devinrent douloureusement molles et saignantes.

Son ventre a commencé à grossir en 1871 et a pris peu à peu un développement considérable.

Pendant son séjour dans les hôpitaux, le malade a été soumis à divers traitements (calomels, alcalins, purgatifs répétés, iodure de potassium, etc.), dont il n'a retiré aucun avantage.

A la fin de 1874, il était entré à l'Hôtel-Dieu, et le 9 décembre il fit le sujet d'une leçon clinique de M. le professeur Béhier. A cette époque, le ventre était très-volumineux ; le foie dépassait de douze travers de doigt le bord inférieur des côtes ; la rate était extrêmement tuméfiée, l'ictère très-foncé ; les selles étaient colorées par la bile ; il n'y avait pas d'ascite. Le sang, examiné par M. Malassez, présentait une diminution notable du nombre des globules rouges, sans augmentation du nombre des leucocytes.

M. le professeur Béhier porta le diagnostic d'*hépatite interstitielle hypertrophique*.

Le malade quitta l'Hôtel-Dieu en janvier 1875. Depuis ce moment, sa maladie a fait des progrès rapides. L'amaigrissement et la faiblesse ont beaucoup augmenté ; il s'est produit des hémorrhagies par les gencives, de l'œdème des membres inférieurs, et enfin une kérato-conjonctivite double. Effrayé surtout par ce dernier accident, Sp... entra à l'hôpital Beaujon, le 17 avril 1875 (salle Beaujon, n° 11, service de M. Matice, suppléé par M. Martineau).

Etat actuel, le 25 avril. — Le malade est très-amaigri : tout le tégument externe, la muqueuse de la face inférieure de la langue, les conjonctives, présentent une teinte ictérique extrêmement foncée.

Les yeux sont le siége de kérato-conjonctivites assez intenses; les cornées sont dépolies, opaques, vascularisées; les conjonctives sont rouges, tuméfiées, et fournissent une sécrétion purulente, épaisse et peu abondante.

L'iris est contractile, et son contour est régulier.

La région parotidienne du côté gauche est légèrement tuméfiée; la peau qui la recouvre est saine, et par la palpation on sent au-dessous d'elle une masse lobulée et élastique, qui paraît formée par un engorgement des ganglions parotidiens. Cette tuméfaction est, du reste, peu marquée, et son existence passerait sans doute inaperçue, si elle était bilatérale et si l'on ne pouvait la mettre en évidence en comparant le côté malade au côté sain.

La peau est sèche, rugueuse; elle est le siége d'une desquamation épithéliale écailleuse. Il n'y a pas actuellement de prurit cutané; mais le malade raconte que, pendant les deux premières années qui ont suivi l'apparition de l'ictère, il avait des démangeaisons très-incommodes, et qu'il se grattait comme s'il avait eu la gale.

Sur la peau des deux membres inférieurs, on constate de nombreuses petites saillies rouges, dures, non douloureuses à la pression, et ne provoquant pas de prurit (acné induré).

Les membres inférieurs sont légèrement œdémateux. L'œdème a débuté il y a trois mois; il est inconstant, augmente considérablement quand le malade reste debout une partie de la journée, et se dissipe presque tout à fait après quelques heures de repos, dans le décubitus horizontal.

Le ventre est volumineux, arrondi; sa circonférence, à l'ombilic, mesure 97 centimètres.

Les veines superficielles de l'abdomen sont très-dilatées. A la percussion, on trouve de la sonorité dans toute la moitié antérieure du ventre. La matité n'existe que dans les flancs, où elle forme une ligne de niveau, qui se déplace quand on fait changer la position du malade. En combinant méthodiquement la palpation et la percussion, on obtient une sensation de flot assez peu distincte (ascite très-modérée).

Le foie déborde les fausses côtes de quatre largeurs de doigt; il est lisse, dur; son bord inférieur est mince, tranchant et régulier. Les diamètres du foie, déterminés par la percussion, mesurent :

Le diamètre sterno-pubien,   10 centimètres.

    »   cléido-iliaque,   13   , »

    »   axillo-iliaque,   16   »

La rate est extrêmement volumineuse : on sent, par la palpation, son bord antérieur, mousse, arrondi et très-dur. Son diamètre vertical, limité par la percussion, mesure 13 centimètres. La palpation et la percussion du foie et de la rate ne déterminent aucune douleur. En revanche, le malade éprouve spontanément dans les hypochondres des sensations douloureuses fugaces, qu'il compare à des coups de lance, et qui se produisent de temps en temps.

La langue est rose, humide. L'appétit est assez bien conservé : le malade mange avec plaisir un degré; mais, aussitôt après le repas, l'estomac lui semble plein et pesant. Pas de rapports gazeux, jamais de vomissement; les selles sont régulières, colorées; il y a quelquefois de la diarrhée, jamais il n'y a eu de sang dans les matières.

Autour de la couronne des dents, les gencives sont fongueuses et saignantes. Ces fongosités donnent lieu à des hémorrhagies qui surviennent tantôt sans cause apparente, tantôt à l'occasion d'une irritation traumatique (par exemple quand le malade mange ou se lave les dents). Dans ces derniers temps, le malade a eu plusieurs hémorrhagies de ce genre, dans lesquelles il perdait en un jour la valeur d'un plein crachoir de sang. Le pouls est large, régulier, 70. La pointe du cœur bat dans le sixième espace intercostal, juste au-dessous du mamelon. Les bruits sont réguliers et leur timbre est normal. Au niveau du bord droit du sternum, vers la deuxième articulation synchondro-sternale, on perçoit un bruit de souffle systolique, assez fort, qui se prolonge dans les carotides, et qui diminue d'intensité à mesure qu'on s'éloigne du point indiqué.

Le malade se plaint de tousser un peu depuis deux mois ; la sonorité des poumons est normale, et la respiration est très-pure, excepté en arrière et à la base des deux poumons, et l'on entend quelques râles sous-crépitants.

La miction est normale. Les urines sont d'un vert très-foncé. Traitées par la teinture d'iode ou l'acide nitrique, elles donnent les séries de coloration caractéristiques de la présence des matières colorantes biliaires.

Les forces du malade ont beaucoup diminué. Il se lève cependant une partie de la journée, et marcherait encore assez loin si ses jambes n'enflaient pas. Il n'a jamais de maux de tête ; son intelligence et sa mémoire sont bien conservées. Son sommeil est souvent troublé par des cauchemars. T. A. 36°,5.

L'examen microscopique du sang a montré qu'il n'y avait pas

d'augmentation relative notable dans la proportion des globules blancs.

Le 9 mai. Le malade est beaucoup plus souffrant. Il a, depuis plusieurs jours, de la diarrhée ; ses forces ont notablement diminué, il reste constamment au lit ; appétit nul, soif vive ; l'œdème des membres inférieurs est permanent. Le ventre a encore grossi (circonférence à l'ombilic, 1 mètre) ; il est dur, tendu, difficile à explorer. Les veines superficielles de l'abdomen sont très-dilatées, il y a un peu d'œdème de la paroi abdominale. La kérato-conjonctive a fait des progrès, et l'on constate, sur les deux cornées, l'existence de plusieurs ulcérations superficielles. Il ne se produit pas d'hémorrhagie abondante par les gencives, mais il y a une petite exsudation sanguine perpétuelle, qui teint les crachats en rouge. Sur la joue et la région temporale du côté droit, il s'est développé trois petits furoncles très-douloureux. T. A. 36°,8.

Le 11. On apprend que le malade n'a pu uriner depuis 24 heures. On pratique le cathétérisme qui donne issue à une grande quantité d'urine fortement colorée par la bile. La cause de cette rétention d'urine est inconnue ; il n'y a pas de rétrécissement de l'urèthre : les jours suivants, le malade a pu uriner seul et sans difficulté.

Le 16. Un des furoncles de la face s'est ouvert spontanément, et, pendant toute la journée, il a donné lieu à un suintement de sang assez abondant, que l'on a eu de la peine à arrêter avec des compresses d'amadou, maintenues par un bandage compressif. Il n'y a plus de diarrhée ; le ventre est très-tendu ; sa circonférence, à l'ombilic, mesure 108 cent. Les veines superficielles de la paroi abdominale sont très-dilatées. Il n'y a de sonorité à la percussion qu'au niveau de la région épigastrique. Le flot ascitique est très-remarquable.

Le 18. Les furoncles de la face sont guéris. Les gencives sont toujours fongueuses et saignent facilement ; le ventre est tellement distendu qu'il gêne la respiration. On pratique une fonction qui donne issue à 5 litres de liquide séreux foncé, qui ne s'est pas pris en gelée par le repos. Traité par la chaleur, ce liquide fournit un abondant précipité d'albumine. En y ajoutant de la teinture d'iode, on n'obtient pas les belles teintes vertes qui décèlent la présence des matières colorantes biliaires. L'acide nitrique ordinaire y produit un précipité d'albumine et une coloration vert tendre.

Après la ponction, la palpation de l'abdomen démontre que le foie a notablement diminué de volume. Les diamètres verticaux limités par la percussion, mesurent :

Le diamètre sterno-pubien...... 9 cent.
    —   cléido-iliaque....... 8 —
    —   axillo-iliaque....... 13 —

Le 20. Le malade ne mange plus du tout; ses traits sont altérés. Le liquide péritonéal se reproduit très-rapidement. Les matières fécales très-liquides ont une teinte verdâtre foncée. L'ictère persiste toujours avec la même intensité. Les conjonctives sont rouges, tomenteuses, et les deux cornées sont dépolies et ulcérées dans toute leur étendue.

Le 22. On pratique une seconde ponction abdominale, par laquelle on retire 5 litres de liquide tout à fait semblable à celui de la première ponction. L'état général est très-grave. Diarrhée incoercible, soif vive, adynamie profonde, saignement continuel des gencives.

Le 28. Le ventre est très-tendu et l'on est obligé de pratiquer une nouvelle ponction. Aussitôt après l'opération, le foie, limité par la percussion, donne les mesures suivantes :

Diamètre sterno-pubien........... 8 cent.
    —   cléido-iliaque.......... 6 —
    —   axillo-iliaque.......... 12 —

Mort le 29 mai à 11 heures du soir.

Autopsie, le 31 avril 1875. A la partie supérieure des cuisses, on remarque de nombreuses vergetures dont le fond est occupé par des taches violacées ecchymotiques. A la base de chacun des boutons d'acné qui sont disséminés sur les membres inférieurs, se trouve également une petite ecchymose violacée.

A l'ouverture du ventre, il s'écoule environ 3 litres de sérosité ascitique. Le péritoine ne présente pas la moindre trace d'inflammation. Il est lisse, poli, le mésentère est œdémateux et offre une teinte lavée. Les ganglions mésentériques ont une coloration brune et sont plus gras qu'à l'état normal : quelques-uns atteignent le volume d'un œuf de poule.

Le foie est hypertrophié, il pèse 2,200 gr.; sur sa face convexe, on voit une mince lamelle pseudo-membraneuse. La surface du foie est légèrement granuleuse. Sa coloration est d'un vert bronzé assez foncé. Sa consistance est augmentée, il est difficile d'enfoncer le doigt dans son tissu.

Sur la coupe, on distingue un réseau de travées conjonctives grisâtres, dans les mailles duquel sont contenus les lobules hépatiques. Ceux-ci sont petits : ils ne mesurent pas plus d'un millimètre de diamètre, et font sur la coupe une légère saillie. Les canaux biliaires extrahépatiques paraissent sains : ils ne sont pas dilatés. Les canaux biliaires extrahépatiques sont parfaitement perméables. La vésicule biliaire très-dilatée (13 cent. de longueur sur 6 de largeur) contient un mucus blanc, filant, onctueux, elle ne renferme pas de calculs ; la muqueuse est jaunâtre, un peu épaissie. Dans le hile du foie on trouve un grand nombre de ganglions lymphatiques augmentés de volume. La veine porte et ses principales divisions sont libres et paraissent tout à fait saines.

La rate est extrêmement volumineuse ; elle pèse 1,300 grammes. Son tissu est ferme, sa pulpe présente les mêmes caractères qu'à l'état normal.

L'estomac est sain. L'intestin grêle a une teinte brunâtre ; les plaques de Peyer sont très-légèrement tuméfiées. Le gros intestin paraît tout à fait sain. Le pancréas est normal.

Les reins se décortiquent facilement. Le rein gauche pèse 200 gr., le droit 210 gr. A la coupe ils paraissent anémiques.

Les poumons sont tout à fait sains. Le cœur est mou. Sur la face postérieure du ventricule gauche, on remarque au-dessous du feuillet viscéral du péricarde un petit pointillé ecchymotique. Le myocarde est friable, de couleur feuille-morte. Auprès du bord libre des valvules sigmoïdes de l'aorte, on remarque de petits pertuis (état fenêtré) découpés au milieu du tissu normal des valvules. Les appareils valvulaires auriculo-ventriculaires et pulmonaires sont tout à fait sains.

L'encéphale ne présente aucune lésion appréciable.

La peau de la région parotidienne gauche est saine. Les ganglions lymphatiques intraparotidiens sont un peu plus volumineux qu'à l'état normal ; plusieurs d'entre eux sont gros comme des fèves.

L'examen histologique du foie a donné les résultats suivants : sur des coupes pratiquées après durcissement, colorées au picrocarminate d'ammoniaque, et montées dans la glycérine, on voit à un faible grossissement (oc. 1 obj. 1 Nachet), les lobules hépatiques colorés en rose. Certains lobules sont tellement diminués de volume qu'ils ne mesurent pas plus de un quart de millimètre de diamètre. Au contraire, les bandes conjonctives qui occupent les espaces interlobulaires sont à peu près également épaissis. Pour étudier les détails de ces lésions, il faut employer un grossissement plus fort (obj. 3 ou 5, oc. 1 Nachet) : on voit alors que les cellules hépatiques serrées les unes contre les autres sont petites et fortement granuleuses. Nulle part on n'y trouve de gouttelettes graisseuses. L'ouverture de la

veine sous-hépatique n'est plus distincte au centre des lobules.
Au milieu des cellules hépatiques on trouve dans chaque lobule
de 4 à 20 corpuscules fortement colorés en vert foncé ou en
brun, de forme irrégulière, et qui paraissent être de petits amas de
pigment biliaire ; ils mesurent de 5 à 30 millièmes de millimètre de
diamètre. Les espaces interlobulaires sont remplis par du tissu conjonctif fibrillaire dense, dans lequel sont infiltrées de loin en loin de
petites cellules embryonnaires relativement peu nombreuses. Il était
intéressant de rechercher dans quel état se trouvaient les canaux biliaires. Pour cela un certain nombre de coupes fines ont été fortement
colorées au carmin et montées dans la glycérine acidifiée (acide acétique, 1, glycérine 2) : on constate alors que les canaux biliaires
intralobulaires sont très-peu nombreux dans les bandes de sclérose,
et qu'ils sont à peine augmentés de volume ; en outre, tous ceux que
le rasoir a coupés en travers ont leur cavité entièrement remplie par
des cellules rondes et entassées les unes contre les autres, et ceux
sur lesquels la coupe a porté longitudinalement paraissent transformés en cylindres pleins, par l'accumulation de ces mêmes éléments
arrondis, dans lesquels on ne reconnaît plus les caractères de l'épithélium normal des canaux biliaires. On a pu s'assurer, en colorant
quelques coupes avec le violet de méthylaniline, qu'il n'existait pas
du tout de dégénérescence amyloïde.

Dans cette observation, les lésions hépatiques diffèrent de
celles qui ont été exposées plus haut, surtout en ce que la
sclérose est uniquement périlobulaire.

J'ai dit que même sur des foies où la sclérose intralobulaire
est indiscutable, certaines coupes ne présentent qu'en dehors
des lobules un développement anormal du tissu conjonctif.
L'examen de M. Pitres n'a-t-il porté accidentellement que sur
ces points ?

On pourrait encore se demander si ce ne serait pas là affaire
d'âge de la lésion, la sclérose périlobulaire ne s'accompagnant
que plus tard, par voie de propagation, de la sclérose intralobulaire. Il se pourrait, en pareille hypothèse, qu'à un moment
donné, l'examen microscopique décelât partout ou presque partout la seule sclérose périlobulaire.

Enfin, si on pouvait affirmer que si complète que fût l'évolution morbide, a sclérose n'aurait jamais franchi la limite des

lobules, il faudrait bien voir dans l'observation de M. Pitres une variété, la variété périlobulaire de la cirrhose hypertrophique avec ictère.

Il faudrait sans doute y rattacher l'observation VII de M. Cornil et peut-être aussi l'observation suivante de M. Decaudin.

OBSERVATION. — Decaudin. Bull. de la Soc. anatomique, juin 1875.

X..., âgée de 48 ans, sans profession, entre à la Pitié, salle Sainte-Eugénie (service de M. Gombault), le 13 mars 1875. Cette malade n'accuse aucun antécédent de famille, soit tuberculeux, soit cancéreux, soit rhumatismal ; elle a eu un érysipèle il y a quatre ans ; sauf cela, elle s'est toujours bien portée jusqu'à l'âge de 47 ans.

A cette époque, elle éprouva des vertiges, des étourdissements qui l'inquiétaient fortement et qui l'empêchaient, jusqu'à un certain point, de quitter sa maison ; plus tard, sa chambre. Elle redoutait sans cesse un vertige en pleine rue, un étourdissement et la chute qui en eut été la conséquence. Elle eut bien à cette époque un peu d'œdème autour des malléoles, le soir en se couchant, mais ce symptôme ne dura pas longtemps.

Il y a trois mois, les vertiges devinrent plus fréquents, les conjonctives prirent la teinte subictérique, l'appétit diminua, l'amaigrissement survint progressivement, et enfin, il y a quinze jours, un vertige plus fort que ceux qu'elle avait eus antérieurement, la força à prendre le lit, qu'elle ne quitta que pour entrer à l'hôpital.

Le 13 mars, femme chétive, maigre ; la couleur de la peau est blanche, blafarde, tirant un peu sur le jaune ; les sclérotiques sont jaunes, il y a même un certain degré de conjonctive ; elle se plaint de démangeaisons et de ne pouvoir plus se tenir sur ses jambes. Rien ne révèle la perte soit de la motilité, soit de la sensibilité ; du reste elle peut faire quelques pas.

Elle nie tout antécédent de colique hépatique, de rhumatisme, de syphilis et d'alcoolisme ; rien au cœur.

A la palpation de l'abdomen, on est frappé de sentir, à droite, un foie volumineux, sans bosselures, dont la matité remonte au mamelon et descend jusqu'au-dessous d'une ligne transversale qui passerait par l'ombilic. Le bord du foie est facilement accessible, on le prend nettement avec les doigts à travers les téguments ; il est placé en diagonale au-dessous de l'ombilic, à droite, un peu au-dessus seulement ; à gauche, on sent nettement le sillon de la vésicule biliaire indolore, et le sillon du repli falciforme. Cette tumeur ne peut être que le foie ; elle suit les mouvements de la respiration. L'absence d'ascite, d'œdème, de dilatation des veines hémorrhoïdales, d'hématémèses, de mélæna font hésiter entre le cancer, le kyste hydatique interstitiel et la cirrhose hypertrophique. Quoi qu'il en soit, M. Gombault diagnostique le lendemain une cirrhose.

Cette femme, en dehors de tous ces signes, est gâteuse dans toute l'acception du mot, répond mal, pleure aux questions qu'on lui fait. Elle ne s'est jamais adonnée à l'ivresse et ne s'est jamais aperçue que quelque chose d'insolite existât à la région de l'hypochondre droit ; elle perd ses urines, fait sous elle et se confine au lit, sans rien dire à qui que se soit, ne se plaignant jamais et ne demandant rien.

Cette incertitude de la mémoire, la lenteur de ses réponses, sa faiblesse pour la position horizontale, jointes aux vertiges et aux étourdissements éprouvés antérieurement, permirent d'ajouter au diagnostic de cirrhose hypertrophique celui de pachyméningite et d'athérome artériel précoce, affections développées toutes deux sous l'influence de l'alcoolisme. Cette femme, paraît-il, vivait dans des conditions spéciales. A ce point de vue, on avait remarqué chez elle qu'elle s'accoolisait volontiers pendant et après le repas, qu'elle mangeait peu en somme, mais buvait beaucoup. Tout le temps de son séjour, cette femme reste dans cet état d'inertie absolue, indifférente à tout ce qui l'entourait, gâteuse, etc. Le foie n'a pas changé de volume.

Une eschare s'est montrée au sacrum le 3 mai ; la malade se plaignit de stomatite et présenta une langue sèche, rouge, intense et comme vernissée à sa surface, en somme la langue qui semble appeler le muguet des périodes ultimes des cachexies cancéreuses et autres. L'amaigrissement, le facies plombé qu'elle présenta pendant les jours qui précédèrent sa mort nous firent penser que le cancer pouvait bien être la lésion principale du foie ; puis elle s'éteignit lentement, sans que sa mort fût précédée ou accompagnée de quelques symptômes nouveaux.

Autopsie faite le 20 mai, vingt-quatre heures après la mort. — A

'ouverture de l'abdomen, il ne s'écoule point de sérosité. *Le foie*
apparaît débordant le rebord costal d'une manière générale de cinq
à six travers de doigt. Le bord tranchant du lobe gauche descend
jusqu'au niveau de l'ombilic, et, caché en partie sous le foie,
paraît seulement dans l'étendue de trois travers de doigt. Le lobe
droit descend dans le flanc droit à trois travers de doigt au-dessous
de l'ombilic, et son bord tranchant remonte en décrivant des festons
jusqu'à l'insertion du ligament falciforme. Il existe à ce niveau une
profonde incision dont les bords sont lobés. La surface du foie présente transversalement une dépression qui paraît siéger au niveau
de l'application ordinaire du corset et de la ceinture. A ce niveau
existent des plaques laiteuses recouvertes de vésicules, dont certaines
atteignent le diamètre d'une plume de pigeon. Sur le reste de la
surface, on voit des granulations du diamètre d'une tête d'épingle
ou d'un grain de millet. Elles sont jaunes, entourées d'un cercle
rouge produit par l'injection des vaisseaux périphériques. Le sternum étant enlevé, les dimensions du foie au-dessus du rebord des
côtes peuvent être entièrement appréciées. On peut alors voir que la
limite supérieure du foie remonte jusqu'au niveau et très-peu
au-dessus du mamelon à droite, à trois travers de doigt au-dessous
du mamelon à gauche ; que le cœur et les poumons sont refoulés
vers le sommet du thorax, et ensemble, à partir de la fourchette
sternale, occupent seulement un espace de huit travers de doigt. Sur
un certain nombre de points, le diaphragme adhère au foie.

Lorsque l'on a enlevé le rebord des côtes, on voit que le lobe droit
occupe la gouttière costo-vertébrale de manière à la remplir complètement, le poumon étant aussi refoulé en arrière qu'en avant. Du
côté gauche, la même gouttière costo-vertébrale est occupée par la
rate volumineuse. Tout le lobe gauche du foie reposait sur l'èpiploon
gastro-hépatique et la face supérieure et antérieure de l'estomac. La
portion de ce dernier qui faisait saillie était la partie inférieure de la
grande courbure, le pylore répondait à la vésicule biliaire, et l'extrémité externe du lobe gauche du foie, en appuyant sur l'estomac,
répondait à un étranglement de ce viscère, séparant la grande courbure de la grosse tubérosité et lui donnant un aspect bilobé.

L'épiploon gastro-hépatique ne paraît pas très-épaissi, mais
sillonné de veinules légèrement variqueuses. On trouve dans son
épaisseur des veines qui ont le diamètre d'une plume de corbeau.
La branche cystique et la veine qui l'accompagne ne présentent rien
à noter. L'artère hépatique ne présente rien à noter non plus. La
veine porte mise à découvert ne paraît ni turgide ni dilatée.

On n'a pas trouvé non plus dans le sillon falciforme de veine dilatée comme pour produire une dilatation supplémentaire. Le foie enlevé pèse 2,575 grammes. La veine cave est très-dilatée et paraît perméable. Il n'existait aucune adhérence de la concavité du diaphragme, si on en excepte les adhérences déjà mentionnées. Le tissu hépatique est dur sur des coupes ; on distingue très-nettement entre les grains jaunes des tractus bleuâtres très-fins, constitués par le tissu fibreux.

La *rate* pèse 345 grammes; la section de la veine splénique ne donne que très-peu de sang et montre qu'elle était peu dilatée.. Le *rein* droit est petit, lobulé. Le *poumon* droit est adhérent à son sommet seulement. Le poumon gauche est également adhérent. Au sommet du poumon droit, cicatrice blanche et rayonnée. Induration noueuse à ce niveau. On trouve à la coupe des masses d'une dureté de pierre, et entre autres un foyer rempli d'une bouillie caséeuse du volume d'une noix. Tout ce foyer calcaire contient de la boue semblable à du mastic de vitrier. La calcification a surtout eu lieu à la périphérie, et à ce niveau il existe de la cirrhose pulmonaire sur une très-petite zone.

Les bases sont congestionnées légèrement (congestion agonique), le reste du poumon crépite bien. Au sommet du poumon gauche existent également quelques granulations enfiltrées de calcaire.

Le cœur et ses enveloppes mis à découvert ; l'aorte paraît souple dans toute son étendue. Le *cœur* est libre partout dans la cavité péricardique. Le feuillet pariétal ne présente pas de tâches laiteuses. Il existe de la surcharge graisseuse considérable sur le cœur et à l'origine des gros vaisseaux.

Le tronc de l'aorte ouverte montre de nombreuses plaques d'athérome, mais qui n'ont pas altéré sa souplesse générale. Du reste, au niveau de sa base, l'aorte est notablement dilatée.

Le cœur est partout excessivement flasque; il pèse 345 grammes. Le myocarde est mou, couleur feuille-morte, et évidemment graisseux. Des caillots cruoriques et agoniques sont intriqués dans les cordages de la mitrale, qui n'est pas indurée. Les sigmoïdes aortiques présentent quelques plaques athéromateuses mais sont souples et suffisantes.

Le ventricule droit est rempli d'un caillot dont la coloration est à peu de chose près homogène et qui s'est formé dans les dernières heures de la vie. L'oreillette droite est dilatée.

Les foramina et les foraminula sont très-dilatés.

A l'ouverture du *crâne*, il s'est écoulé une certaine quantité de sérosité.

Œdème sous-méningé. Nombreuses granulations de Pacchioni. Les méninges se détachent facilement. Pas d'induration. La surface des circonvolutions est pâle, ainsi que cela s'observe ordinairement quand il existe de l'œdème des membranes. La coupe du centre ovale gauche ne présente rien a noter. Rien non plus d'anormal du côté droit. Il n'existe pas de sérosité dans les ventricules. Il n'existe rien dans les corps opto-striés, gauche ni droit. Rien à noter dans le bulbe ni la protubérance. Rien dans le cervelet.

Examen histologique, par le Dr Renaut. — Ce foie, examiné à l'œil nu, paraît composé de grains adipeux, entouré d'une zone blanchâtre qui a toutes les apparences du tissu fibreux. L'examen histologique confirme des données fournies par l'aspect intérieur. En effet, il existe une véritable métamorphose des cellules hépatiques en tissu adipeux, et les vaisseaux sont, dans l'intérieur des lobules, extrêmement développées, de sorte que les lobules hépatiques ressemblent à du tissu adipeux ordinaire. Autour d'eux on trouve une zone de tissu fibreux parcourue par de nombreuses ramifications de canalicules biliaires, qui sont très-évidents sur une coupe colorée par la purpurine.

En somme, nous avons ici une véritable cirrhose périlobulaire avec dégénérescence graisseuse complète des lobules.

Quoi qu'il en soit, je reviendrai un instant à propos de cette observation sur l'état des cellules hépatiques. Comme on l'a vu, tantôt ces cellules restent intactes ou à peu près intactes, tantôt présentent un degré plus ou moins avancé de dégénérescence graisseuse. Ici, la dégénérescence graisseuse des lobules est complète. Quand on analyse les diverses observations, on est conduit à admettre que ces altérations des cellules sont surtout en rapport avec la durée du processus, que pendant un temps plus ou moins long les cellules sont peu ou point atteintes, que leur dégénérescence définitive est en général contemporaine de la période ultime. On a là pour une part l'explication de l'ictère grave qui clôt souvent cette période.

Cette observation, si elle restait dans le cadre de la maladie qui m'occupe, serait aussi une xemple de la forme à marche rapide.

On sait que MM. Cornil et Ranvier ont fait de la sclérose intralobulaire un caractère particulier à l'hépatite syphilitique.

« Dans l'hépatite interstitielle syphilitique, la prolifération des cellules du tissu conjonctif s'effectue non-seulement entre les îlots, mais aussi dans leur intérieur, le long des capillaires et jusqu'au pourtour de la veine centrale. Il en résulte que les trabécules de cellules hépatiques sont entourés partout par des cellules de nouvelle formation disposées en séries. » (Manuel d'histologie pathologique, page 193.)

Dans plusieurs observations de cirrhose hypertrophique avec ictère où on a rencontré la sclérose intralobulaire, il est absolument impossible de faire intervenir la syphilis ; cette sclérose paraît donc pouvoir quelquefois se prononcer ailleurs que dans l'hépatite syphilitique.

D'autre part, dans la syphilis hépatique, le foie est loin de présenter les caractères qu'offre cet organe dans nos observations. Virchow décrit ainsi les foies syphilitiques (Syphilis constitutionnelle, traduct. de Picard, page 80).

« Les lésions du parenchyme affectent ordinairement la forme d'une cicatrice produite par l'irritation circonscrite d'un ou plusieurs points de l'organe ; elles provoquent dans ces parties l'atrophie complète du parenchyme glandulaire, laissant complètement inctact le reste de l'organe.

On trouve en effet (qu'il y ait ou qu'il n'y ait pas de tubercules gommeux) des dépressions à la surface du foie, ayant la forme de replis radiés, d'une couleur blanchâtre. A ces dépressions viennent s'insérer des brides ressemblant à de véritables ligaments. A la coupe, ces points présentent, au-dessous de la capsule fibreuse très-épaissie, une masse dure, d'un blanc éclatant, très-résistante, pénétrant plus ou moins le tissu de l'organe, et s'étendant en rayonnant jusqu'à d'autres points malades, qui sont souvent ainsi réunis les uns aux autres, en nombre variable.

On trouve parfois au milieu de la cicatrice les vaisseaux sanguins et les canaux biliaires conservés ; la cicatrice est alors moins résistante ; elle est moins blanche, elle présente un aspect caverneux particulier.

Le plus souvent les vaisseaux et les canaux sont aussi modifiés ; dans les premiers, on trouve des thrombus qui finissent par s'organiser, les seconds sont oblitérés par des concrétions biliaires.

L'ascite et l'ictère peuvent être la conséquence de semblables altérations.

Ici, comme dans l'orchite simple syphilitique, on à affaire à l'induration chronique suivie d'atrophie du tissu glandulaire : ici encore, nous trouvons une particularité qui tendrait à faire supposer que l'altération a été la suite d'un traumatisme.

En effet, la lésion n'attaque, dans quelques cas, qu'un lobe, le droit ou le gauche, et l'atrophie de la partie affectée est si complète, que le foie devient méconnaissable et ressemble à la rate ; dans d'autres cas, il se forme au moins une dislocation notable du lobe. D'un autre côté, c'est ordinairement auprès et autour des ligaments suspenseur, coronaire, triangulaire du foie, c'est-à-dire aux endroits où toutes les secousses imprimées au corps, où toutes les tractions exercées sur l'organe font le plus vivement sentir leur influence ; c'est dans ces points, dis-je, que l'on rencontre le plus communément les indurations dont je viens de donner la description. Quand ces cicatrices pénètrent profondément dans la glande et s'unissent les unes avec les autres, elles forment de véritables nœuds qui étranglent l'organe ; c'est ce qu'on nomme le foie lobulé, et, dans les altérations syphilitiques, il présente ce caractère particulier que les indurations cicatricielles ne suivent pas nécessairement la direction des grandes ramifications de la veine porte. »

L'hépatite syphilitique diffuse ne semble pas non plus présenter une bien grande analogie avec le foie de la cirrhose hypertrophique avec ictère : voici ce qu'en dit Virchow (La syphilis constitutionnelle, traduct. Picard, page 103) :

« Dans les foies syphilitiques, à côté de ces productions cicatricielles, simples et gommeuses, on voit d'autres altérations qui peuvent prendre une grande extension. Outre l'altération amyloïde que nous avons mentionnée, qui donne au foie l'apparence de la cire et qui est rare, du reste, on observe aussi une induration étendue, résultant du développement du tissu conjonctif interstitiel qui donne lieu à des formes de cirrhose, ou bien une altération particulière des cellules hépatiques analogue à l'alté-

Hanot.   4

ration des cellules rénales dans la néphrite parenchymateuse.

« Les cellules hépatiques augmentent de volume ; leur contenu se trouble et finit par subir la métamorphose graisseuse consécutive. J'ai décrit dans mes *Archives* un foie semblable, qui me semblait très caractéristique ; on aurait pu lui donner le nom de foie lardacé, si l'on n'avait tenu compte que de sa composition (d'albumine, de graisse et de tissu conjonctif).

« J'ai trouvé le plus souvent une hyperplasie et une hypertrophie des portions du foie qui n'étaient pas directement affectées. Les acini et les cellules hépatiques de ces parties acquéraient un volume tel, que l'accroissement du foie égalait presque la diminution de volume produite par les cicatrices les plus considérables ; le foie reprenait alors son volume normal, mais la forme de l'organe était encore plus profondément modifiée.

« L'histoire de ces altérations est encore bien incomplète ; elles sont surtout intéressantes à cause de leur analogie avec l'hyperostose et la sclérose que l'on remarque autour des lésions osseuses syphilitiques. Il faut les séparer cependant des infiltrations graisseuses accidentelles, des diverses formes du foie à aspect de noix muscade, états pathologiques qui peuvent se combiner avec l'altération syphilitique. »

Sur dix-sept cas d'hépatite syphilitique, Frerichs trouva quatre fois le volume du foie diminué, sept fois le volume normal, et six fois le volume augmenté ; sur ces six derniers cas, il y en avait cinq avec dégénérescence amyloïde. On voit donc que l'hépatite interstitielle syphilitique pure et simple est sûrement hypertrophique.

Un seul mot, à propos du foie gras, des cachexies et des dyscrasies.

Ce foie est le plus souvent hypertrophié, et en dehors de la dégénérescence graisseuse des acini, il n'est pas rare d'y trouver un certain degré d'hyperplasie du tissu conjonctif normal ; mais sur tous les autres points, la dissemblance est aussi profonde que possible.

J'en dirai autant du foie amyloïde qui peut aussi présenter un degré variable d'hypertrophie et de sclérose, mais qui se distingue à tant d'autres titres des lésions qui ont été exposées plus haut.

Les quelques pages qui précèdent établissent suffisamment, ce me semble, que dans la cirrhose hypertrophique avec ictère, les lésions hépatiques constituent un ensemble assez défini, assez particulier pour le distinguer de toutes les autres altérations hépatiques.

SYMPTOMATOLOGIE

L'ensemble déterminé de lésions qui vient d'être décrit a une expression clinique très-spéciale, nette et facilement compréhensible; elle varie peu; ces nuances comptent à peine; elle est presque identique à elle-même dans la majorité des cas. La lecture des diverses observations apportées ici légitime définitivement cette proposition.

Le malade J., dont l'histoire est rapportée dans l'observation XIII, peut être considéré comme un type.

C'était un homme robuste; il avait eu les fièvres intermittentes pendant son service militaire; il avait fait, dès sa jeunesse, des excès alcooliques considérables; sa santé était restée solide; ce n'est que vers l'âge de 48 ans qu'elle commença à s'altérer. Un ictère survient, s'accuse de plus en plus, persiste. Il y a quelque douleur dans la région de l'hypochondre droit, douleur sourde, exagérée par la pression, qui paraît et disparaît, mais n'atteint jamais l'intensité ordinaire des coliques hépatiques. Il y a un peu de fièvre, de l'anorexie; un certain degré de perte de forces. Au bout de quelque temps, le malaise général, les sensations pénibles dans l'hypochondre cessent à peu près complètement; l'ictère n'a que diminué. Un peu après, nouvelle poussée d'hépatalgie avec augmentation de l'ictère et nouveau malaise général; puis nouvelle acalmie, l'ictère persistant toujours, d'ailleurs, avec les mêmes variations. Ces alternatives continuent à se reproduire avec des intervalles variables. Alors un nouveau symptôme s'accuse : l'abdomen a insensiblement augmenté de volume, a pris maintenant des proportions vraiment considérables, très-gênantes pour le malade qui ne peut plus se livrer qu'avec peine à ses occupations.

Les médecins ne constatent pas la présence d'une ascite ; ils reconnaissent que l'augmentation du volume du ventre est due à une tumeur qui a envahi non-seulement tout l'hypochondre droit et le creux épigastrique, mais encore le flanc droit et même une partie de la fosse iliaque du même côté. Cette tumeur est très-dure au toucher, assez régulière à sa surface, plus ou moins douloureuse, principalement à la pression, à divers moments. Cependant, en dehors des sortes de crises dont il a été parlé plus haut, et qui quelquefois sont séparées par des intervalles de six et huit mois, l'état général resté bon ; il n'y a pas d'amaigrissement ; les forces diminuent peu. L'ictère n'a pas disparu un seul instant, toujours assez marqué. Ce n'est guère que sept ans après le début de la maladie que la cachexie commence à se montrer. Le malade maigrit, perd insensiblement les forces et l'appétit ; la tuméfaction hépatique diminue petit à petit, mais dépasse jusqu'au bout le volume ordinaire de l'organe ; il y a un peu d'ascite, bien peu ; on n'observe pas de développement anormal des veines sous-cutanées abdominales. Le trouble de lanutrition va en augmentant ; la corne s'ulcère, les conjonctives s'enflamment, les poumons s'engouent, la peau se couvre de pétéchies ; li'ctère devient verdâtre, la maigreur est squelettique. Puis des hémorrhagies stomacales et intestinales surviennent, le malade tombe dans le coma et ne tarde pas à succomber.

Telle est resumée en quelques mots l'histoire de ce malade : toutes les autres observations en diffèrent peu, comme il est facile de s'en assurer. Les antécédents varieront. La durée de la maladie ne sera pas toujours aussi longue ; les poussées aiguës ou subaiguës seront plus ou moins fréquentes, plus ou moins intenses, l'hypertrophie hépatique sera plus ou moins développée, la terminaison ne se fera pas toujours par le même mécanisme ; mais la physionomie des malades, considérée dans son ensemble, sera sensiblement la même. On aura toujours sous les yeux une affection chronique caractérisée par un ictère permanent, une hypertrophie considérable du foie et souvent aussi de la rate, l'absence d'ascite et de développement anormal des veines sous-cutanées abdominales, du moins dans la majorité des cas et pendant la plus grande partie de la durée de la maladie.

Pour le redire encore une fois, c'est bien là une véritable individualité clinique qui ne se confond avec aucune autre.

Il convient maintenant d'étudier avec quelques détails les principaux éléments de ce syndrome.

Le *début* de la maladie est le même, à peu de choses près, dans toutes les observations. L'ictère et les douleurs dans l'hypochondre droit simultanément ou presque simultanément, commencent la série des accidents. D'une façon générale, c'est au milieu d'une bonne santé sans causes occasionnelles appréciables, que les premiers symptômes apparaissent et sans grand éclat. Chez le malade de l'obs. XIII, l'ictère s'était produit subitement, après un violent accès de colère, alors que d'ailleurs des douleurs s'étaient produites depuis qulques jours dans l'hypochondre droit. Dans l'obs. I, l'ictère avait suivi immédiatement un abus de fruits acides. Chez la malade de M. Jaccoud, l'ictère ne survint que cinq mois après le début des douleurs hépatiques. C'est, là une exception unique.

A propos des douleurs qu'accusent les malades à cette période, je reviens encore sur ceci, à savoir qu'on indique dans aucune observation l'ensemble caractéristique qu'affectent le plus souvent les coliques hépatiques. Plusieurs fois même, la douleur n'a pris qu'une très-faible place dans le cortége symptomatique. Souvent elle a été surtout sourde, continue, ne se réveillant presque uniquement que par la pression, sans exacerbations bien accusées. D'ailleurs, les douleurs de l'hypochondre droit peuvent s'expliquer amplement, en grande partie, par les poussées de péri-hépatite dont l'autopsie révèle l'existence.

Dans la plupart des observations, l'ictère et les douleurs hépatiques se sont accompagnés dès le début d'autres circonstances qui ont bien aussi leur valeur : presque toujours il y eut en même temps anorexie, constipation, malaise général, diminution des forces et fièvre. Les quatre malades que j'ai observés ont bien indiqué ce mouvement fébrile de la première période, mouvement fébrile que j'ai pu constater lors de chacune de ces poussées qui surviennnent dans le cours de la maladie. M. Jaccoud insiste sur cette fièvre qu'il a étudiée avec soin : « Plusieurs fois l'invasion des douleurs a été accompagnée d'un mouvement fébrile intense durant lequel le thermomètre montait à 39°,5 ou 39°,8 et le pouls à 110 ou 120. Cette fièvre ne durait pas aussi longtemps que la douleur elle-même, mais, lorsqu'elle se manifestait, l'attaque était plus violente et plus longue; dans d'autres circonstances, l'accès douloureux était complément apyrétique. »

Cette crise initiale dure de une à plusieurs semaines ; puis la maladie entre dans sa période d'état, caractérisée principalement par un ictère chronique et l'hypertrophie du foie.

L'*ictère* est donc une des manifestations capitales de la maladie. On a vu que c'était un des signes du début; dans quelques observations, il est à peine marqué tout d'abord, puis augmente insensiblement; d'autres fois, il est intense dès son apparition. Quoi qu'il en soit, une fois produit, l'ictère persiste jusqu'à la fin. Toutefois, pendant la longue durée qu'il peut avoir, il présente de nombreuses variations ; tantôt véritable ictère vert, tantôt beaucoup moins accusé. Mais, alors même qu'il est en quelque sorte à son minimum, il est encore très-appréciable, généralisé ; c'est toujours beaucoup plus que la teinte subictérique qu'on rencontre dans bon nombre d'autres circonstances.

Au moment des attaques caractérisées par l'exagération des douleurs hépatiques et l'élévation de la température, l'ictère augmente notablement pour diminuer plus ou moins dans l'intervalle des crises. Chaque fois que J. se représentait à la consultation de l'hôpital Cochin, on reconnaissait aisément, autant à la teinte foncée de la peau, qu'à son air fatigué, sa face amaigrie, qu'il était retombé encore dans une mauvaise phase. Dans les cas qui se sont terminés par un ensemble de phénomènes très-analogues à ceux qu'on observe dans l'ictère grave, l'ictère atteignit le degré élevé auquel il parvient souvent dans l'atrophie jaune aiguë du foie. J. succomba avec un *ictère noir*.

D'une façon générale, comme je l'ai déjà dit, même dans l'intervalle des crises, alors que l'état général est encore bon et que le malade peut encore vaquer à ses occupations ordinaires, on a affaire à un véritable ictère. C'est une coloration jaune plus ou moins foncée, de tout le tégument externe et des sclérotiques. Les matières fécales, tantôt sont plus ou moins décolorées et tantôt conservent leur aspect habituel. L'urine est ictérique et sa couleur acajou est plus ou moins foncée; l'acide nitrique y fait apparaître une teinte verdâtre d'intensité également très-variable. J'ouvre ici une parenthèse pour signaler un fait accessoire et qui cependant ne paraît avoir son intérêt.

A plusieurs reprises, M. Bucquoy fit analyser par le Dr Byasson, pharmacien en chef du Midi, l'urine ictérique de J., dans les périodes où l'état général était bon et l'appétit satisfaisant.

La quantité moyenne d'urée contenue dans un litre d'urine était considérablement diminuée puisqu'elle oscillait entre 4 et 9 grammes, la quantité d'acide unique restant normale. Et, qu'on le remarque bien, cette diminution de l'urée ne pouvait s'expliquer par la diminution des aliments ingérés. D'ailleurs, la diminution de l'urée dans l'urine a été déjà signalée par plusieurs auteurs dans les cas d'ictère chronique et en général dans les affections chroniques du foie.

Je rappellerai d'autre part que dans les derniers temps de la maladie, J... présenta des tophus au niveau des articulations des doigts et sur le bord libre des oreilles. En l'absence d'antécédents goutteux et vu la tardive apparition des accidents, on pourrait admettre qu'il s'est agi là d'une goutte consécutive à une lésion chronique du foie et sous l'influence d'un trouble de l'excrétion de l'urée. Chez une autre malade atteinte d'ictère chronique de cause indéterminée, sans lithiase biliaire supposable, nous avons fait, M. Bucquoy et moi, la même remarque. L'urée diminua dans l'urine et cette femme finit par avoir de fréquents accès de goutte dans les gros orteils. On sait d'autre part que les saturnins, chez qui les troubles hépatiques ne sont pas rares aboutissent aussi quelquefois à la diathèse urique, (Garrod, Charcot, Bucquoy). Ces faits me semblent intéressants à l'endroit de la pathogénie de la goutte. Je ne fais d'ailleurs que les signaler puisqu'ils sortent un peu de mon sujet.

Quel est donc le mécanisme de production de cet ictère qui tient une place si importante dans le tableau de l'affection?

Dans une des observations du professeur Gubler, l'explication est facile; les conduits biliaires étaient oblitérés çà et là par de la boue biliaire et des calculs, mais cette particularité ne s'est plus reproduite dans aucune des autres observations. Frerichs explique l'ictère observé dans son observation par la compression des canaux biliaires au moyen de ganglions lymphatiques du hile hypertrophiés ; cette raison est des plus acceptables, mais cette circonstance manquait certainement dans les trois autopsies que j'ai faites et il n'en est point question dans la plupart des autres cas.

C'est M. Cornil qui le premier, a subordonné l'ictère aux lésions des canalicules biliaires que l'on observe dans la forme de cirrhose hypertrophique que j'étudie ici.

Dans son mémoire publié dans les Archives de physiologie (Mars, Mai 1874) il dit : « Au point de vue symptomatologique, cet état des canaux biliaires coïncide avec l'abondance de la bile et avec la conservation de ses quantités physiques, couleur, fluidité, etc. Bien plus, il y a dans nombre de faits une formation exagérée de bile dans la cirrhose. Ainsi, sur les quatre observations de cirrhose hypertrophique que nous rapportons ici, il y avait un ictère prolongé avec hypersécrétion de la bile, qui colorait les selles dans deux d'entre elles. Dans l'ob. IV, l'ictère a existé au début de la maladie et il était très-intense. » « L'ictère n'est certainement pas un signe constant de la cirrhose, mais il est assez fréquent, qu'il soit passager ou permanent, dans les formes de cirrhose avec hypertrophie. »

Dans ses leçons faites cette année au grand amphithéâtre de a Faculté, M. Cornil a spécifié davantage. « Dans la plupart de ces faits relatifs à des cas de cirrhose hypertrophique, il y avait rétention plus ou moins complète de la bile dans les ilots et de l'ictère. L'état des vaisseaux biliaires formant un réseau dans les parties scléreuses ne nous paraît pas étranger à la production de l'ictère. Ce développement des vaisseaux biliaires siégeant au milieu d'un tissu enflammé parcouru par des vaisseaux sanguins dont la pression est considérable et dont la membrane interne est modifiée par l'inflammation chronique nous paraît devoir empêcher le cours régulier de la bile. » (L'Ecole de médecine, 1875.)

Dans une discussion qui eut lieu à la Société anatomique (séance du 5 juin 1875), me fondant sur l'analyse des lésions des canalicules biliaires signalées plus haut, j'ai rattaché aussi l'ictère à ces lésions. J'ai admis que le catarrhe plus ou moins généralisé des canalicules biliaires trouvé dans les observations de MM. Cornil et Hayem et dans les miennes, j'ai admis, dis-je, que ce catarrhe obstruant ces canaux dans un grand nombre de points et gênant ainsi la circulation biliaire, rendait facilement compte de l'existence d'un ictère par rétention. M. Hayem trouva cette opinion parfaitement applicable à son observation. Pour M. Cornil; dès le commencement de la séance, il avait tiré la même déduction de ce catarrhe des canalicules biliaires qu'il a le premier décrit dans l'espèce, et depuis dans plusieurs communications orales, il a accepté définitivement cette manière de voir. Nul doute, à mon sens, que cette interprétation ne soit applicable à la génèse de l'ictère dans toutes les autres observations cliniquement identiques où l'examen histologique n'a pas été fait, mais où il eut certainement décélé les mêmes lésions.

Ces conditions pathogéniques de l'ictère cadrent au mieux avec les oscillations de ce symptôme sur lesquelles j'ai insisté plus haut. Au moment des crises, alors que le processus morbide subit une poussée nouvelle, la prolifération des jeunes cellules au sein des canalicules biliaires devient aussi plus active et l'oblitération des conduits doit être plus complète, d'où exagération de l'ictère. Puis dans les phases intermédiaires, pendant les acalmies, une grande partie de ces cellules de nouvelle formation doivent disparaître, soit résorbées soit repoussées vers des conduits plus larges et l'obstruction des conduits diminuera, d'où amoindrissement de l'ictère.

Ce catarrhe n'est point aussi intense dans tous les cas ; il n'existe pas au même degré dans tous les points de l'organe et à toutes les périodes de la maladie ; il est donc facile de concevoir que parfois l'oblitération des canalicules biliaires pourra être telle qu'il ne passera plus assez de bile dans l'intestin pour colorer les matières fécales, tandis qu'il se pourra faire que la circulation de la bile soit encore assez facile çà et là pour que le liquide secrété passe encore dans l'intestin en quantité notable. Si l'intensité et l'extension du catarrhe sont extrêmes, la gêne de la circulation biliaire pourra être presque absolue, d'où ictère noir ;

accidents analogues à ceux de l'ictère grave, et, à l'autopsie, foie vert olive ou vert épinard.

En résumé, les lésions canalicules des biliaires, leur oblitération plus ou moins étendue par les jeunes cellules proliférées, peut-être même l'inflammation chronique de leurs parois qui peut pour sa part rendre plus difficile la circulation biliaire, ces modifications constatées par les divers observateurs chaque fois qu'un examen complet a été pratiqué, peuvent être considérés comme les causes de l'ictère. Et cet ictère, probablement d'ailleurs comme presque tous les autres, est un ictère par *résorption*. « L'ictère se produit dans l'immense majorité des cas par la résorption des produits biliaires. » (Vulpian, Ecole de médecine, 1875.)

Cet ictère par catarrhe chronique des canalicules biliaires rappelle la théorie de l'ictère catarrhal inventé pour la première fois par Broussais, abandonnée faute de preuves, puis reprise par Virchow qui montra, dit M. Vulpian, que la cholédocite catarrhale existe réellement comme cause d'ictère.

Frérichs a expliqué de cette manière l'ictère, d'ailleurs généralement passager et peu marqué, qui survient parfois dans la cirrhose. Il y avait coïncidence de duodénite catarrhale qui peut se produire facilement dans pareil cas, et propagation de cette inflammation à la muqueuse du canal cholédoque par l'ampoule de Vater dont le pertuis s'obstrue par la même occasion. Mais dans les observations qui forment la base de ce travail, il n'est question ni de duodénite, ni de bouchon muqueux oblitérant l'ampoule de Vater, ni de propagation de la duodénite aux canaux biliaires. Ici, l'angiocholite catarrhale et le périangiocholite chronique semblent s'être développées exclusivement sur les petits canaux, qu'elles aient été primitives ou bien qu'elles aient été suscitées par le processus phlegmasique du tissu conjonctif voisin.

Je crois utile de rappeler ici la circonstance suivante : on sait que Virchow explique par une cholédocite l'ictère qui se produit dans l'empoisonnement par le phosphore. Or, O. Wyss a conclu de ses recherches expérimentales sur des fistules biliaires portées par des chiens, que le catarrhe siége surtout dans les canalicules biliaires qui l'obstruent de mucus filant et épais. (Archiv der Heilkunde, 1867). Ebstein avait déjà noté en pareil cas un catarrhe très-net des canalicules biliaires.

M. le professeur Vulpian pense, d'ailleurs, que ce catarrhe des canalicules biliaires qui explique logiquement l'ictère dans nos observations, pourrait probablement servir aussi d'explication très-suffisante, dans maintes circonstances où le mécanisme de l'ictère échappe encore, si un examen anatomique était pratiqué. « Nous sommes bien peu éclairés sur l'état anatomo-pathologique du foie dans les cas de fièvre jaune, des fièvres bilieuses des pays chauds ; nous ne savons rien sur cet état dans les cas où une blessure de serpent venimeux a été suivie d'ictère, même pour l'ictère qui survient parfois dans le cours de la pyohémie, du typhus, de l'érysipèle ; nous sommes sans renseignements bien précis sur l'état que présentent alors les canalicules biliaires. Il y a là évidemment des lacunes importantes à combler, et elles ne peuvent l'être que grâce à des recherches délicates et patientes. Il ne faut pas se borner à l'examen attentif du canal cholédoque, des canaux hépatiques et des principaux canaux biliaires ; il faut pousser l'investigation plus loin, la faire pénétrer jusqu'aux origines des canaux biliaires dans le tissu même du foie. Il faut s'assurer si les canicules biliaires capillaires ne sont pas obstrués ; si les canaux un peu plus gros, qui sont à la périphérie des lobules hépathiques ne sont pas le siége d'un catarrhe dont les produits ont pu les oblitérer plus ou moins complètement. On comprend que le résultat de l'altération de ces canaux ou des canalicules biliaires capillaires doit avoir les mêmes effets que l'obstruction des canaux hépatiques ou du canal cholédoque. »

L'hypertrophie du foie est, comme je l'ai dit, l'autre signe capital de la période d'état de l'affection. Il m'a été impossible, dans les cas soumis à mon observation, d'étudier dès le commencement le développement de l'organe hépatique, et de pouvoir établir ainsi de quelle façon ce développement s'opère à la première période de la maladie.

Dans la plupart des observations, les renseignements manquent aussi sur ce point ; car le plus souvent, les malades n'ont réclamé les soins du médecin que lorsqu'ils souffraient déjà depuis un temps plus ou moins long.

Si j'en crois les renseignements donnés à cet égard par les malades dont je rapporte ici les observations, l'augmentation de l'hypochondre droit serait devenu sensible assez rapidement et il paraît certain aussi qu'elle n'avait atteint que successivement le degré qu'on lui trouvait, lors de la première entrée de ces malades à l'hôpital.

On trouve des détails beaucoup plus circonstanciés dans l'observation de M. Jaccoud. Dès les premiers temps, il put constater le phénomène suivant : « Durant chacune de ces attaques, le foie augmentait de volume ; la douleur passée, il revenait sur lui-même, mais ce retrait ne le ramenait pas toujours a ses dimensions primitives ; et en jugeant la question par le niveau du bord inférieur, il était facile de s'assurer, surtout après les grands accès de fièvre, que l'organe s'était définitivement abaissé de quelques lignes de plus. »

L'hypertrophie du foie commencerait donc à se produire dès les premières crises et l'accroissement ultérieur se produirait principalement pendant les attaques suivantes.

Quoi qu'il en soit, le caractère saillant de cette hypertrophie est son développement considérable. Je n'ai point eu l'occasion d'étudier des cirrhoses classiques à la période d'hypertrophie, mais il m'a été facile de me convaincre par la lecture des différentes observations qu'on avait très-rarement trouvé à cette hypertrophie passagère des dimensions comparables à celles qne présente l'hypertrophie dans les cas qui m'occupent.

Presque toujours la tuméfaction du foie est telle que l'hypochondre droit fait une sorte de saillie facilement appréciable à première vue, et qui entre pour une large part dans cette augmentation du volume de l'abdomen dont il a été parlé. Quelquefois, comme dans l'observation de J..., la masse hépatique comblait l'hypochondre droit, tout le creux épigastrique jusqu'au dessous de l'ombilic, le flanc droit et la plus grande partie de la fosse iliaque droite. La limite inférieure était assez bien indiquée par une ligne oblique qui, partie de l'épine iliaque inférieure, gagnerait les dernières fausses côtes gauches. Cette masse ainsi délimitée était fortement projetée en avant et s'offrait en quelque sorte d'elle-même au palper.

Chez les trois autres malades soignés par le Dr Bucquoy, le bord antérieur du foie ne débordait pas de moins de quatre travers de doigt les fausses côtes droites et, chez eux aussi, la tuméfaction remplissait le creux épigastrique jusqu'à l'hypochondre gauche et descendait au-dessous de l'ombilic.

A la palpation, le foie ainsi hypertrophié est résistant ; on a sous le doigt un tissu d'une dureté véritablement ligneuse ; le bord antérieur de l'organe est net, tranchant. Généralement, quand on explore avec la pulpe du doigt la partie de la face antérieure qui dépasse les fausses côtes, on la sent lisse, régulière et, je le répète, cette exploration est d'autant plus facile, elle donne des résultats d'autant plus saisissants, que cette face antérieure repousse en quelque sorte en avant la paroi abdominale ainsi distendue et sous laquelle elle est immédiatement appliquée.

Toutefois, je ferai ici une réserve. Comme on l'a vu, le péritoine est toujours plus ou moins enflammé chroniquement, plus ou moins régulièrement épaissi autour du foie et il se peut, dans quelques cas, que ces brides péritonéales assez développées pour être appréciables au toucher à travers la paroi abdominale, donnent la sensation d'une surface rugueuse, plus ou moins bosselée. C'est ainsi qu'il faut expliquer les résultats qu'on obtenait à la palpation chez le malade de l'observation XI ; les sortes de nodosités qui se sentaient sous le doigt avaient donné le change, et, se fondant sur cette particularité qu'on avait jusqu'à un certain point le droit de considérer comme pathognomonique, on avait songé un instant à l'existence d'un cancer hépatique. Mais, il faut bien le dire, la périhépatite ne donne que très-exceptionnellement cette apparence, et, dans la grande majorité des cas, la surface du foie hypertrophié est, comme il a déjà été dit, lisse et régulière.

La percussion, comme le palper donne ici des résultats très-concluants et indique exactement l'étendue de l'hypertrophie ; cela se conçoit sans peine, puisqu'on sait qu'on n'est point gêné par l'interposition d'anses intestinales ou de liquide, la tumeur étant aussi superficielle que possible. En dehors des crises, cette percussion est peu ou point douloureuse ; toutefois il convient de la pratiquer avec précaution car même dans les périodes d'a-calmie, une pression un peu forte peut réveiller des douleurs assez vives.

J'ai dit qu'un des caractères essentiels de l'hypertrophie hépa-tique, dans l'espèce, est son développement considérable ; un autre caractère non moins important, c'est qu'elle est perma-nente. Si longue que soit la maladie, et on sait qu'elle peut du-rer jusqu'à neuf ans , l'hypertrophie persiste jusqu'au bout telle quelle, si elle ne continue pas d'augmenter. Ici il convient de signaler une exception, d'ailleurs peu importante : lorsque la maladie se prolonge très-longtemps, on peut constater, comme dans l'observation de J. que dans les derniers mois, le foie subit quelque retrait ; il perd un peu de son volume vraiment colossal ; mais, même dans ces cas, l'hypertrophie conserve encore des di-mensions relativement considérables. Le malade est alors en pleine cachexie, et, il n'est point étonnant que le foie, comme tous les autres organes, perde de son volume. L'hypertrophie du foie peut s'expliquer par la production considérable de tissu con-jonctif de nouvelle formation et aussi par le développement anormal du système des canalicules biliaires. Quant à l'absence de rétraction du tissu conjonctif nouveau, elle est peut-être en rapport avec l'intégrité relative du système-porte et aussi avec l'extension des canalicules biliaires qui s'opposeraient en quelque sorte, pour leur part, à cette rétraction.

On peut voir que dans la plus grande partie des observations, il y avait, en même temps qu'hypertrophie du foie, une *hypertro-phie plus ou moins considérable de la rate*. On sait que l'hyper-trophie de la rate accompagne souvent la cirrhose atrophique, et si, comme on l'a dit, cette hypertrophie était due en ce cas à la gêne de la circulation-porte à travers le foie, elle s'expliquerait très-difficilement ici. Mais comme le dit Frerichs lui-même : « Cette tuméfaction de la rate n'est nullement aussi constante que le feraient supposer les lois de la mécanique pure, ou même que certains observateurs l'admettent. Sur trente six cas j'ai trouvé dix fois la rate plus grosse que d'habitude. » Andral, Budd, Monneret professent la même opinion. Si la gêne de la circulation du sang de la veine porte à travers le foie était l'unique cause de la tuméfaction splénique, celle-ci ne devrait jamais manquer. Ce qu'il faut dire, c'est que, dans un grand nombre d'états morbides. le foie et la rate sont lésés simultanément ; ainsi dans le typhus, la fièvre typhoïde, la pyémie, la fièvre intermittente, la leucocythémie, le cancer du foie etc., on observe toujours, en même temps que les lésions hépatiques, l'hypertrophie de la rate. A côté de ces maladies se place aussi la cirrhose atrophique. Il y a donc là comme une loi de pathologie générale, sans qu'on puisse donner encore la raison de la simultanéité habituelle des altérations des deux glandes. Aux maladies déjà connues où la rate se conduit comme une véritable annexe du foie, une sorte de *foie gauche*, il faudrait donc ajouter la sclérose hypertrophique qui est décrite ici. Et je m'abstiendrai de reproduire, pour le cas particulier, toutes les théories plus ou moins ingénieuses qui ont été émises pour expliquer le consensus qui existe entre les deux organes. Quoi qu'il en soit, l'hypertrophie de la rate est un signe assez fréquent de la période d'état.

Il convient de parler maintenant d'un symptôme négatif d'une grande valeur, je veux parlor de l'*absence d'ascite*. L'ascite peut manquer en effet pendant la plus grande partie de la maladie, et quelquefois même on peut dire qu'elle fait complètement défaut.

Dans un certain nombre d'observations, on a vu se produire dans les derniers temps un épanchement péritonéal, généralement assez peu abondant. On n'a jamais observé, comme dans la cirrhose atrophique, une véritable ascite survenant toujours assez près du début. Toutefois il convient de s'expliquer. Si on lit l'observation de J., on peut remarquer qu'au commencement de sa maladie et pendant une des premières attaques, l'abdomen augmenta rapidement de volume et le Dᵣ Bucquoy, qui soignait alors J., constata qu'il n'y avait pas seulement tympanisme, mais bien aussi épanchement péritonéal d'ailleurs modéré. Cet ascite disparut après quelque temps. Il n'y a rien là qui doive surprendre : il est certain qu'au moment des attaques, en dehors des modifications qui surviennent alors au sein du parenchyme hépatique, il se fait des poussées péritonitiques, limitées il est vrai le plus souvent autour du foie, mais qui peuvent s'étendre plus loin.

Il y a alors, pour ainsi dire, une véritable péritonite qui est surtout plastique, mais qui peut néanmoins déterminer une exsudation séreuse plus ou moins abondante. La poussée finie, celle-ci pourra se résorber plus ou moins complètement.

C'est évidemment ainsi que se produit, dans un certain nombre de cas, l'ascite qui apparaît vers la fin de la maladie, lorsque les poussées péritonitiques éclatent avec encore plus d'intensité. Toutefois, il est logique d'admettre que, dans d'autres circonstances, le mécanisme de cette ascite soit différent : le processus sclérosique, s'étendant de plus en plus, pourra, à un moment donné, intéresser à ce point l'aire des capillaires de la veine porte, que la circulation y sera assez gênée, pour que l'ascite se produise. Il se sera produit alors les modifications suivantes, reconnues par M. Cornil dans quelques cas : « Ce sont des canaux (les capillaires de la veine-porte), qui sont creusés dans un tissu conjonctif induré, et dont les parois, modifiées d'abord par l'inflammation, se sont confondues avec le tissu voisin et font corps avec lui. Il n'y a plus là, dans la paroi des branches intra lobulaires de la veine porte, d'éléments contractiles et élastiques propres à faire progresser le sang dans les capillaires du lobule ; il n'y a pas non plus de zone cellulaire molle autour du vaisseau, permettant sa dilatation et sa contraction alternatives ; sa tunique externe fait défaut comme sa tunique moyenne ; il ne lui reste plus qu'une couche de cellules endothéliales, tapissant un canal qui n'est ni contractile ni élastique. On comprend facilement combien sont insuffisantes de pareilles conditions de circulation du sang dans la veine porte. »

Mais dans la sclérose qui est décrite ici, même dans les cas où s'observent ces altérations des parois vasculaires dont il vient d'être question, on ne trouve point les ramifications de la veine porte comprimées et oblitérées par la rétraction du tissu conjonctif, ce qui est la règle dans la cirrhose atrophique. Ainsi donc, même dans les cas où l'extension de la sclérose a été aussi intense que possible, il n'y a jamais ici ces altérations profondes du système porte, qui, dans la cirrhose atrophique, font de l'ascite un signe immanquable et de première valeur.

Ici l'ascite n'entre pas, à proprement parler, dans le tableau symptomatique que je détaille ici ; elle ne s'y montre que rarement, a un degré médiocre ou d'une façon passagère.

Pas plus que l'ascite, le développement anormal des veines sous-cutanées abdominales, si important au point de vue diagnostique dans la cirrhose atrophique, ne mérite ici une longue mention : *ce développement anormal manque absolument* dans la plus grande partie des observations ; c'est à peine si dans quelques-unes il s'est quelque peu accusé dans les derniers temps de la maladie, lorsque se sont produites les modifications ci-dessus signalées de la circulation de la veine porte.

En résumé, ictère chronique, hypertrophie considérable du foie, quelquefois aussi de la rate, absence habituelle ou faible importance de l'ascite et du développement anormal des veines sous-cutanées abdominales, tel est le syndrome caractéristique de l'affection à cette période d'état, qui, comme on le sait, peut durer huit ans et plus. Pendant cette période, l'état général du malade, ai-je dit, peut être aussi bon que possible, et il pourra continuer à vivre de sa vie habituelle, sauf toutefois lors de ces attaques dont j'ai déjà plusieurs fois parlé. Ce n'est, en effet, qu'a l'occasion de ces épisodes que le malade appelle un médecin, ou vient chercher des secours à l'hôpital.

Ces crises, dont la plupart ne semblent avoir qu'une assez mince influence sur l'évolution de la maladie, sont la reproduction à peu près exacte des accidents qui ont ouvert le scène morbide, et qui ont été exposés plus haut.

Ce sont des douleurs plus ou moins vives dans l'hypochondre droit, une augmentation de l'ictère, une augmentation du volume du ventre soit par tympanisme soit par ascite passagère, le tout avec fièvre plus ou moins élevée, perte d'appétit, amaigrissement, etc. Sur trois des malades soumis à mon observation je n'ai pu constater nettement, si au moment de ces crises, le volume du foie augmentait encore. Mais sur le malade de l'observation XI, pendant la période comprise entre octobre et novembre 1873 le bord inférieur du foie descendit encore de deux travers de doigt environ pour reprendre ensuite sensiblement le même niveau. J'ajoute qu'un traitement assez énergique fut employé

<table><tr><td>Hanot.</td><td>5</td></tr></table>

alors; je reviendrai d'ailleurs sur ce point. Le tympanisme, l'é-
panchement péritonéal, les douleurs généralisées à tout l'abdomen qui se produisent souvent, lors de ces crises, indiquent bien
qu'en outre des modifications survenues dans l'intimité du parenchyme hépatique, il se fait alors une inflammation péritonéale plus ou moins active. On peut juger par l'obs. de J... du
degré que peut atteindre à la fin ce processus inflammatoire
progressif de la séreuse. Les deux feuillets, dans toute leur étendue étaient couverts de néo-membranes, les unes assez molles
et récentes, les autres très-résistantes et évidemment anciennes.
Cette phlegmasie chronique s'était même étendue jusqu'au cul-
de-sac péritonéal d'une hernie inguinale droite. Dans l'observation de Frerichs il y eut péritonite purulente.

J'ai dit il y a un instant que ces épisodes ne semblent souvent
influencer que médiocrement la marche des choses ; pour être
vrai, je dois ajouter qu'en certain cas la terminaison fatale est
survenue lors d'une de ces crises, Il semble alors qu'on va as-
sister à un de ces accidents : mais bientôt la scène change. La
fièvre devient plus vive, les douleurs abdominales et le tympanisme augmentent ; la langue se sèche ; la respiration s'exagère
et l'auscultation révèle dans les deux poumons des râles sous-crépitants nombreux, surtout aux bases. L'amaigrissement fait de
rapides progrès ; le subdélire survient et le malade finit par
succomber au milieu de cet état typhoïde. Le plus souvent, ce
dernier acte est précédé d'une phase où l'état général du malade
s'est modifié insensiblement. L'appétit, les forces ont diminué
et c'est alors qu'a éclaté la crise finale. Cet ensemble se rappro-
che beaucoup des phénomènes de l'ictère grave à forme ataxo-
adynamique.

Dans la majorité des observations, les accidents terminaux
offrent moins d'analogie avec les poussées qui se produisent dans
le cours de la maladie : on peut dire en un seul mot qu'ils retra-
cent trait pour trait le syndrome clinique désigné sous le nom
d'ictère grave. L'observation de J... donne un type de ce mode
de terminaison qui, encore une fois est le plus habituel. Pendant
que la fièvre s'allumait, l'ictère devenait de plus en plus foncé ;
puis survenaient des hémorrhagies intestinales et stomacales de
la plus grande intensité. En quelques jours le malade était réduit

au dernier degré du marasme, il tombait dans le coma et mourait.

On voit clairement par ce qui se passe ici, que la rétention de la bile est loin d'être la cause unique de l'ictère grave. S'il en était ainsi cette complication, ou pour mieux dire cette terminaison se produirait beaucoup plus tôt. L'ictère grave n'apparaît que plus tard, lorsque la nutrition générale finit par se troubler, lorsque la structure du foie s'altère profondément sous l'influence des modifications continues et progressives, subies par l'organe dans ses éléments anatomiques et ses fonctions. Ces modifications aboutissent en dernière analyse à cette viciation du sang, qui rend compte de l'ictère grave et qui comme l'a bien établi le professeur Vulpian, reconnaît trois causes principales :

1° Les troubles de l'hématose hépatique.

2° La présence de la matière biliaire dans le sang.

3° La pénétration dans ce même liquide de principes provenant de la décomposition des substances azotées soit de celles qui sont amenées au foie par le sang, soit de celles qui entrent dans la constitution des éléments de l'organe.

Je le répète encore : ictère chronique ; hypertrophie considérable du foie ; absence d'ascite ou ascite légère et passagère, ne se produisant même souvent qu'à la fin de la maladie ; absence du faible degré de développement anormal du réseau veineux sous-cutané abdominal ; terminaison par les phénomènes de l'ictère grave, voilà en résumé comment est constituée la symptomatologie de l'affection.

J'ajouterai que dans la majorité des cas les accidents spéciaux de la lithiase biliaire, sauf l'ictère, ont fait défaut. Dans tous les cas rapportés dans ce travail la marche a été lente; en doit-il être toujours ainsi ? Il est permis de croire que parfois les lésions de la cirrhose hypertrophique avec ictère, évolueront d'une manière aiguë et aboutiront plus ou moins rapidement à la période terminale.

L'observation VII de M. Cornil serait un exemple de cette forme. Je ferai remarquer que, dans ce cas, contrairement à ce qui fut observé dans les deux autres observations de M. Cornil la sclérose étant uniquement extra-lobulaire, comme si le processus irritatif n'avait point eu le temps de s'étendre au conjonctif intra-lobulaire lui-même. Mais je n'insiste pas sur ce point, ayant surtout en vue la forme chronique de l'affection.

ETIOLOGIE.

Lorsqu'on cherche à rattacher l'affection qui vient d'être décrite aux causes qui ont pu la déterminer, on reconnaît immédiatement qu'il est impossible d'arriver sur ce point à des conclusions définitives. Quelques-uns des malades avaient séjourné dans les pays chauds et presque tous, parmi ceux-là, avaient contracté la fièvre intermittente. Au premier abord, on pourrait voir là une circonstance qui justifie le titre de cirrhose paludéenne placé par M. Lancereaux en titre de son observation. Mais il est facile de reconnaître que plusieurs de ces malades n'ont présenté les premiers symptômes de l'affection que quelques années après leur retour en France, et la plupart n'avaient été atteints qu'à un assez faible degré. D'autre part, cette circonstance de séjour dans les pays chauds et de fièvre intermittente fait défaut dans d'autres observations. Aussi bien qu'il résulte des observations de Levacher, Haspel, Cambay, etc. que le foie est fréquemment hypertrophié chez les individus qui habitent dans les climats chauds et dans les pays marécageux, bien qu'il existe quelques observations de cirrhose déterminée très-probablement par la fièvre intermittente, on ne me semble pas autorisé à rattacher étroitement aux conditions qui viennent d'être signalées la cirrhose hypertrophique avec ictère. Sans doute, on peut admettre qu'elles peuvent concourir au développement de la lésion, mais ce n'est point là une cause univoque, et on ne peut réellement pas donner à cette forme de sclérose hypertrophique le nom de cirrhose paludéenne.

Dans d'autres observations, l'alcoolisme paraît avoir joué un rôle efficace dans la production de la maladie. Mais dans d'autres observations, on ne peut invoquer cette influence.

Il ne semble pas non plus que la syphilis puisse être considérée comme une cause *sine quâ non*.

J'en dirai autant du catarrhe gastro-intestinal qui n'est signalé d'une manière assez précise que dans l'observation II.

J'attirerai un instant l'attention sur cette observation du professeur Gubler où la sclérose hypertrophique avec ictère s'accompagnait de lithiase biliaire. Assurément, ce peut n'être là qu'une simple coïncidence ; mais, ainsi que je le dirai tout à l'heure, il serait peut-être permis de s'arrêter en pareil cas à une autre hypothèse.

Quoi qu'il en soit, c'est ici comme pour beaucoup d'affections hépatiques ; l'étiologie est banale. Le séjour dans les climats chauds, La fièvre intermittente, l'alcoolisme, etc., semblent jouer parfois le rôle de cause déterminante ; mais plus souvent encore celle-ci nous échappe.

Jusqu'à présent, il faut bien l'avouer, l'étiologie ne fournit point d'éléments importants pour le diagnostic différentiel entre la cirrhose hypertrophique avec ictère, et la cirrhose atrophique. On peut dire d'une façon générale, que l'une et l'autre se développent facilement au milieu des déchéances de l'organisme, quel qu'en soit le point de départ. Toutefois, les observations rapportées ici sembleraient incriminer principalement le séjour dans les pays chauds, la lithiase biliaire, peut-être le catarrhe intestinal, toutes circonstances où le système biliaire est surtout en jeu. Il serait du plus grand intérêt qu'un nombre suffisant d'observations fît de ce premier aperçu l'expression exacte de la réalité.

Maintenant quelle place faut-il donner à cette forme de sclérose hypertrophique dans le cadre nosologique? On peut sans doute la considérer comme une variante de cette cirrhose hypertrophique qu'il faut certainement envisager comme tout autre chose qu'une simple phase de la cirrhose classique.

On sait que dans cette cirrhose hypertrophique, qu'il vaudrait mieux appeler avec M. Hayem, sclérose hypertrophique, le tissu conjonctif hyperplasié, loin de tendre à la rétraction, continue à s'accroître insensiblement.

« Cette cirrhose, dit M. Hayem, a des caractères propres, et peut être légitimement distinguée soit de la cirrhose chronique ordinaire, soit des altérations complexes du foie dans lesquelles le tissu conjonctif joue également un rôle.

Elle est surtout caractérisée par la diffusion des altérations du tissu interstitiel, diffusion qui contraste avec la distribution

systématique et périphérique du tissu hyperplasié dans la cirrhose granulée ; la pénétration d'une manière diffuse des lobules
hépatiques par le tissu épaissi... »

Il est permis d'admettre qu'aussi intense, qu'aussi continu, le
processus irritatif pourra, à un moment donné, s'étendre aux
canaux biliaires eux-mêmes, d'où l'angiocholite capillaire catarrhale subaiguë ou chronique, soumise aux mêmes poussées
que l'hyperplasie conjonctive. En pareille hypothèse, il ne s'agi-
rait ici, en dernière analyse, que d'une sclérose hypertrophique
avec catarrhe concomitant des canalicules biliaires ; il n'y aurait
d'ajoutée que cette complication qui devient la cause de l'ictère
chronique. Cette manière de voir est très-plausible ; les affections hépatiques semblent se compliquer volontiers de catarrhe
des canaux biliaires et par conséquent d'ictère. C'est ce qui se
voit même parfois pour la cirrhose atrophique où l'ictère est
d'ailleurs rarement accusé.

« La coloration ictérique, dit Frerichs, n'était très-prononcée
que dans deux cas seulement (de cirrhose). »

« Dans la cirrhose, dit le même auteur, l'ictère, lorsqu'il a
atteint un degré élevé, provient d'un catarrhe des voies biliaires
ou de la compression du conduit hépatique par des glandes
lymphatiques tuméfiées de la scissure du foie ou bien encore
d'une autre complication quelconque. L'ictère peu intense qu'on
observe habituellement, s'explique par l'action nuisible, que
le tissu conjonctif récemment formé autour des lobules hépatiques, exerce sur les racines des voies biliaires. » On sait
que Frerichs entend par catarrhe des voies biliaires, un
catarrhe des gros conduits, consécutif à un catarrhe duodénal
concomitant.

On sait aussi que ces diverses explications ne sont pas appli-
cables à l'ictère de la cirrhose hypertrophique, lié au catarrhe
des canalicules biliaires. Quoi qu'il en soit, il ne répugne pas
d'admettre qu'en vertu d'une susceptibilité des canalicules biliaires qui semble les entraîner facilement dans les processus irritatifs du voisinage, la variété de cirrhose hypertrophique qui mérite le nom de sclérose hypertrophique intra et
extra-lobulaires, pourra s'accompagner dès le début de catarrhe
des canalicules biliaires.

Toutefois il ne serait pas tout à fait déraisonnable d'indiquer une autre hypothèse. En considérant les lésions si considérables, si importantes des canalicules biliaires, la subordination apparente sur plus d'une coupe de l'hyperplasie conjonctive à la direction des canalicules, la précocité et la permanence de l'ictère, ne peut-on pas se demander si la lésion primitive, capitale, déterminante, ne consisterait pas dans ces modifications des canalicules biliaires ? Ce n'est évidemment là qu'une simple hypothèse, mais il est facile de démontrer qu'elle mérite considération.

J'ai déjà eu l'occasion de rappeler que pour Rokitansky la cirrhose proprement dite consiste en granulations formées par des vaisseaux biliaires à parois épaissies et dilatées. Dans l'hypothèse où nous sommes, cette phrase de Rokitanski pourrait servir à définir la forme de cirrhose hypertrophique dont il est question ici. Mais le célèbre anatomo-pathologiste ne donne aucun détail ; on ne sait à quel tableau clinique correspond la lésion qu'il indique et qui semble avoir une grande analogie avec celle dont il s'agit maintenant; si par hasard ce tableau retraçait les mêmes symptômes. Il y a d'autres présomptions en faveur de l'hypothèse que je signale. Il paraît à peu près démontré que dans certains cas de lithiase biliaire, il peut se produire, en [plus du catarrhe chronique, une périangiocholite, laquelle se propagera parfois plus ou moins activement au tissu conjonctif extra-lobulaire qui s'hypertrophiera ainsi ; de là, une cirrhose secondaire, développée principalement autour des canaux biliaires et qui aura pour symptômes principaux une hypertrophie hépatique et un ictère chronique. Mon ami M. Pierret a examiné avec soin un cas semblable dans le service du professeur Charcot. Il s'agissait d'une femme qui avait succombé après avoir été atteinte de lithiase biliaire avec ictère chronique. Le foie était très-volumineux et sur les coupes faites par M. Pierret il était facile de reconnaître qu'il y avait autour des canalicules dilatés et à parois épaissies du tissu conjonctif de nouvelle formation sur une étendue variable selon les points.

En juin 1875, mon collègue M. Pitres a étudié un cas analogue dans le laboratoire du professeur Charcot. On pourrait voir dans cette observation le premier stade des lésions du tissu conjonctif qui peuvent évoluer autour des canalicules biliaires altérés.

Ictère chronique; dilatation des canaux biliaires intra-hépatiques; sclérose péricanaliculaire.

Jou... (Marguerite), 75 ans, entrée le 5 mai 1875, à l'hôpitul Beaujon (salle Sainte-Monique, n° 9).

Cette malade est dans un état de démence sénile avancée : elle parle très-mal le français, elle a un affaiblissement considérable de la mémoire. On ne peut obtenir que des renseignements tout à fait incomplets. Il parait résulter de ses réponses qu'elle a la jaunisse depuis un mois, et qu'elle n'a eu au début de sa maladie ni fièvre ni douleurs dans la région du foie.

État actuel, 7 mai 1865 :

La malade est très-amaigrie ; les conjonctives et tout son tégument externe présentent une teinte jaune ictérique très-foncée. Elle ne se plaint de rien. Son ventre est aplati, excavé. Pas de dilatation des veines superficielles de la paroi abdominale. Le foie limité par la percussion présente les dimensions suivantes :

Diamètre sterno-pubien.	7 cent.
Cleido-iliaque.	12
Axillo-iliaque.	9

Il n'y a pas d'œdème des jambes ni des parois abdominales. Constipation ; l'urine est d'un vert foncé ; elle contient de grandes quantités de matières colorantes biliaires : pas d'albumine. T. A. 38,2. Soir : le malade est allé à la garde-robe dans la journée, les matières sont moulées, dures et colorées en jaune. P., 88 ; T., 39,2.

Le 8 mai. T., 37,8. Soir : T., 38,8 ; P., 88.

La malade est toujours dans le même état. Elle n'a ni hémorrhagie ni délire ; inappétence. Jusqu'au 21 mai cet état n'a pas paru se modifier sensiblement ; aucun accident nouveau n'est survenu. Le 21 mai à 6 heures du matin elle s'est trouvée beaucoup plus faible. A l'heure de la visite sa trachée est obstruée par des mucosités épaisses, sa respiration est gênée, bruyante. Mort à 1 heure de l'après-midi.

Autopsie le 23 mai. — Le foie pèse 1550 grammes, il présente dans toute son étendue une coloration verdâtre bronzée, il est mou, son tissu est friable ; le doigt s'y enfonce facilement.

La vésicule biliaire est tres-volumineuse, elle mesure 36 cent. de longueur sur 7 de largeur et déborde de 4 cent. le bord antérieur du foie. Elle contient un calcul ovoïde grisâtre, flottant librement dans une petite quantité de bile fluide. En pressant sur la vésicule on chasse facilement la bile dans le duodénum. Les canaux cholédoque, cystique et hépatique, ouverts dans toute leur étendue sont un peu plus volumineux que de coutume ; leur muqueuse est jaunâtre, un peu épaisse. Ils ne contiennent pas de calculs.

Les canaux biliaires intra-hépatiques sont tous extrêmement dilatés, leurs muqueuses présentent une couleur verdâtre, due probablement à l'imbibition ; on n'y rencontre nulle part de calculs ni de traces de suppuration. Leur dilatation est telle que l'on peut introduire l'index dans les troncs principaux et que tout à fait au voisinage de la capsule leurs dernières ramifiations ont de 2 à 3 mill. de diamètre.

La veine porte et ses divisions intra-hépatiques paraissent tout à fait saines. Il n'y a pas de trace de péritonite.

La rate n'est pas augmentée de volume, son tissu est normal.

Les reins sont un peu adhérents à leur capsule. Ils ne sont pas granuleux. Les substances corticale et pyramidale présentent leurs caractères habituels. Les intestins sont tout à fait normaux.

Les poumons sont fortement congestionnés. La substance grise des circonvolutions cérébrales est pâle, jaunâtre, amincie. Plusieurs circonvolutions sont diminuées de volume. On ne constate pas de lésions en foyer.

L'examen microscopique du foie a été fait sur des coupes pratiquées après durcissement (liquide de Muller, puis gomme et alcool), colorées au picrocarminate d'ammoniaque et montées dans la glycériné acidifiée. Il a permis de constater les particularités suivantes :

A un faible grossissement on est frappé de l'existence de petits îlots arrondis de tissu conjonctif, disséminés irrégulièrement sur les coupes. Avec un grossissement plus fort on constate que ces îlots siégent tous dans les espaces interlobulaires. Ils sont formés de tissu conjonctif adulte, plus ou moins infiltré de cellules embryonnaires. De plus on trouve toujours à leur centre un ou plusieurs canaux biliaires beaucoup plus volumineux que ne le sont généralement les canalicules biliaires inter-lobulaires, et renfermant un nombre relativement considérable de cellules, tassées les unes contre les autres, et oblitérant complètement, par leur accumulation, la lumière des canaux dont à l'état normal elle ne fait que tapisser les parois. De ces gros canaux oblitérés partent souvent des canaliculs plus petites qui traversent en rayonnant l'îlot de sclérose et vont se perdre dans les lobules voisins

Les cellules hépatiques ont leur volume habituel et se colorent en jaune rougeâtre par le picrocarminate d'ammoniaque. Elles sont toutes assez fortement granuleuses, mais ne renferment pas de gouttelettes de graisse. Elles se détachent facilement, et dans le point où elles sont tombées, on peut voir le reticulum intra-lobulaire infiltré lui-même de fines granulations protéiques.

Au voisinage des gros canaux biliaires les cellules hépatiques contiennent des granulations vertes ou brunes qui paraissent formées par des matières colorantes biliaires.

En résumé les lésions principales paraissent constituées : 1º par une inflammation proliférative des canaux biliaires inter-lobulaires et de leur épithélium ; 2º par une sorte de sclérose systématique développée uniquement à la périphérie des canaux biliaires enflammés.

Dans l'observation suivante du professeur Kussmaul, il s'agit de lithiase biliaire chronique, où l'inflammation des canalicules a été jusqu'à la suppuration. On verra quelle ressemblance affecte, dans ce cas, la symptomatologie avec l'histoire de nos malades. D'autre part à l'autopsie, le foie fut trouvé notablement hypertrophié. On lit aussi : » Le parenchyme du foie est très-ferme à la coupe. Les cellules du foie sont résistantes, anguleuses, munies de noyaux ; la plupart sont incolores, quelques-unes seulement sont remplies de granulations d'un jaune foncé. Autour d'elles, on observe beaucoup de tissu conjonctif. »

Blennorrhée purulente avec dilatations sacciformes des conduits biliaires ; formation d'abcès déterminés par des concrétions dans les ramifications hépatiques ; par le professeur Kussmaul. (*Berl. Klin. wochens.*, 1868).

Un journalier de 28 ans, qui avait eu autrefois des fièvres intermittentes, se sentit indisposé au mois d'octobre 1862, perdit l'appétit, éprouva des sensations de pesanteur au niveau de l'estomac, vomit tous les aliments qu'il prenait, même le lait, et cela une heure environ après les avoir ingérés ; en même temps il fut tourmenté par des éructations continuelles, auxquelles se joignaient des flatuosités et une constipation opiniâtre.

Cette indisposition augmenta encore à la fin du mois. Le malade eut de fréquents accès de douleur à la région du foie, accompagnés de frissons violents, suivis d'une chaleur interne et de sueurs profuses; en même temps survint un herpès labialis. Les accès de fièvre ressemblaient à ceux de la fièvre intermittente, mais se produisaient à des intervalles irréguliers. Il dut garder le lit. Un ictère se manifesta en même temps que le foie augmenta de volume. Un médecin ordonna des laxatifs. Quelque temps après, le malade vomit une certaine quantité de sang noir. Vers Noël son état s'améliora; les vomissements cessèrent complétement, l'ictère persista avec des variations dans son intensité. Le ventre augmenta un peu de volume, tandis que les douleurs du foie et de l'estomac persistaient, mais avec un moindre degré que par le passé.

A la fin de février 1863, l'ictère diminua, dans le courant de l'été, le malade se porta assez bien et supportait les aliments sans la moindre douleur. Vers Noël 1863, il fut pris de douleurs gastralgiques sans vomissements pendant trois semaines.

A la fin de janvier 1864, il fut repris des mêmes accidents qu'en octobre 1864, c'est-à-dire de gastralgie, de vomissements sanguins, de douleur violente dans la région du foie, accompagnée de gêne dans la respiration; en même temps que survinrent des accès de fièvre atypique, avec violents frissons se répétant jusqu'à deux fois dans la matinée.

Le troisième jour de cet état, on remarqua l'apparition d'un ictère contre lequel on administra un violent laxatif. Les selles reprirent leur régularité habituelle; le malade fut soumis à une alimentation composée de lait non écrémé, et huit jours après, le malade pouvait quitter le lit, conservant toutefois encore un léger ictère.

Cette amélioration dura quelques jours; mais des frissons accompagnés de sueur et de vomissements se manifestèrent en même temps que l'ictère augmenta d'intensité, de sorte que le malade rentra à l'hôpital le 18 février 1864.

Cet homme, autrefois de forte constitution, avait beaucoup maigri; sa peau était d'un jaune orangé; il était tourmenté par une démangeaison très-intense. Xantopsie; les uriness ont d'un brun jaune foncé; les selles incolores; le ventre volumineux ou tendu. On constate par la percussion et la palpation un peu de liquide. L'hypochondre droit est volumineux par suite de l'augmentation des dimensions du foie; la matité s'étend en haut jusqu'à la cinquième côte sur la ligne mammaire, jusqu'à la sixième sur la ligne axillaire, en bas jusqu'au rebord costal. A la percussion la rate présente le volume de la main. La respiration est accélérée.

Voici le tableau des températures :

	Matin.	Soir.
18 février.	T. 38,2; P. 108.	T. 39,5; P. 120.
19 —	T. 38,2; P. 90.	T. 38,5; P. 120.
20 —	T. 37,3; P. 90.	T. 30,1; P. 90.
21 —	T. 37,3; P. 80.	T. 38,2; P. 82.
22 —	T. 36,5; P. 60.	T. 38; P. 72.
23 —	T. 37, P. 48.	T. 37,3; P. 60.
25 —	T. 37,2;	T. 37,5; P. 50.

On appliqua une vessie remplie de glace sur la région du foie, et chaque jour on administra au malade 60 gouttes d'acide nitrique dilué dans une potion gommeuse. Comme nourriture lait non écrémé. Son état général s'améliora en même temps que la fièvre diminua , à partir du 22 février. A cette époque la fièvre avait disparu, l'urine était plus claire, plus abondante, les selles plus colorées ; les douleurs dans la région du foie et le volume de cette région avaient beaucoup diminué. On examina avec soin les selles pour s'assurer s'il y avait des calculs, mais on ne parvint pas à en découvrir. La vessie de glace fut supprimée. On administra le sel de Carlsbad au lieu d'acide azotique, et on obtint chaque jour trois ou quatre selles colorées en jaune clair. Bien que l'état du malade se fût sensiblement amélioré au commencement de mars, l'ictère et la tuméfaction du foie ne disparurent pas complètement, et il persista un sentiment de pesanteur dans cette région.

Jusqu'au 8 mars, le patient se trouva beaucoup mieux ; l'appétit reparut.

Dans la nuit du 8 au 9 mars, il se sentit fatigué. Il eut un violent frisson avec un pouls petit, les lèvres cyanosées. Les douleurs du foie redevinrent intenses, furent accompagnées de nausées, la langue était recouverte d'un enduit épais. Le foie augmenta de volume; la matité s'étendit jusqu'à la cinquième côte, au niveau de la ligne mammaire, tandis qu'en bas, cet organe s'étendait à un travers de doigt au-dessous du rebord costal. La percussion de la rate donnait une matité de la largeur de la main. T. du soir 39; H. 108; respiraration, 32; vessie de glace. Opium; eau de Seltz.

Le 30 mars. Augmentation considérable de l'ictère. Dans la nuit précédente, sueur abondante, et vers deux heures frissons très-violents; deux selles. T. du matin, 36,5; P. 84. T. du soir, 39,3; P. 112; resp. 32.

A partir de cette époque jusqu'à la mort, il survient une fièvre rémittente, accompagnée d'un frisson très-violent, surtout dans la première semaine. Du 11 au 25 mars : temp. du matin, 38,3, jusqu'à 38,7 ; deux fois 39 à 39,2. Le pouls était à 88 et montait jusqu'à 106. Temp. du soir, 39 à 39,7 ; une seule fois 38,5 ; pouls, de 104 à 126. Du 26 mars au 2 avril : temp. du matin, 37,5 à 36,2, avec un pouls de 96 à 120 ; temp. du soir, de 38 à 39 et 120 à 130 pulsations ; la nuit, sueurs abondantes le plus ordinairement ; respiration presque toujours accélérée de 20 à 30, rarement 18. Les douleurs violentes ressenties dans la région du foie reparurent avec des augmentations de temps à autre et finirent par devenir intolérables ; cet organe augmenta de volume, si bien que le cœur fut repoussé à gauche et en haut. Dans les derniers temps de la vie, le foie parut diminuer, si bien que le cœur revint à sa place habituelle. La tumeur formée par la rate augmenta de volume ; de même que l'ascite devint plus manifeste ; le 1er mars apparut de l'œdème des extrémités inférieures ; l'ictère augmenta sensiblement ; les selles étaient, le 15 mars, demi-liquides, manifestement teintes par la bile, bien qu'on eût soin d'éviter tout mélange avec l'urine.

Du 17 au 22 mars les selles étaient de même consistance que précédemment, mais n'étaient pas colorées par la bile et contenaient des stries de sang ; plus tard, à la suite d'une administration d'une dose de calomel, on y remarqua des traînées verdâtres, formées par des mucosités. Dans les dernier jours de la vie, malgré l'opium, elles devinrent profuses et très-abondantes. L'urine était toujours foncée, mais le 24 mars elle fut claire. On évalue à 1,000 centim. cubes la quantité d'urine rendue chaque jour. Depuis le 31 mars, accès de dyspnée allant jusqu'à l'orthopnée. Toux avec expectoration assez abondante, peu épaisse, spumeuse et muqueuse ; rhonchus secs. La vessie de glace fut employée du 10 au 13 mars. Lorsque le malade ne put plus la supporter, on lui fit donner du 15 au 23 mars, chaque jour, un bain à 25° Réaumur, qui parut lui procurer quelque soulagement.

Plus tard, on administra de l'opium. Jamais le malade ne présenta de phénomènes cérébraux ; il eut sa pleine connaissance jusqu'aux derniers moments de sa vie. Enfin il succomba le 4 avril à cinq heures du matin.

Autopsie. — La peau présente une coloration d'un jaune intense: les jambes et les cuisses sont œdématiées, de même que la partie postérieure du tronc. Dans la cavité abdominale on trouve environ quatre litres de sérosité citrine ; la graisse du tissu sous-cellulaire a presque totalement disparu. Le foie est très-volumineux et très-pesant ; il est adhérent par sa convexité au diaphragme et à la rate, au moyen d'un tissu cellulaire lâche ; par sa face concave il adhère avec le côlon transverse. Son plus grand diamètre en longueur mesure 28 cent. ; en largeur 22 ; en épaisseur 8,5. La veine porte et ses branches sont libres. Sur la convexité du foie, qui présente une coloration générale d'un rouge brunâtre, se remarquent de petites saillies multipliées, d'un rouge jaunâtre, grosses comme des lentilles ou des haricots. A la coupe on y remarque des cavités remplies d'un pus coloré par de la bile. Ces petites cavités se trouvent en quantité considérable dans l'épaisseur du foie ; quelques-unes atteignent le volume d'une noisette. Le tissu du foie, dans l'intervalle de ses cavités, est d'un gris jaunâtre, de consistance ferme. On remarque que ces altérations se rencontrent surtout au niveau de la veine porte, où elles atteignent leur maximum et qu'elles sont plus volumineuses dans le lobe gauche et dans la moitié droite du lobe droit. Dans les points où ces cavités sont le plus nombreuses, elles communiquent largement entre elles, et la cloison qui les sépare est formée du tissu conjonctif, ce qui donne au foie l'apparence d'une éponge.

Chaque cavité est tapissée à son intérieur par une membrane de 1 1[6 à 1 1[2 millimètre d'épaisseur, consistante, à réseau très-fin. On ne trouve que rarement, dans les plus grandes cavités, les ouvertures des vaisseaux qui y pénètrent. La vésicule biliaire est transformée en un tuyau cylindrique de l'épaisseur du doigt, à parois rigides et épaisses, Sa paroi à 4 millim. d'épaisseur, elle est fibreuse et fortement rugueuse.

Dans l'intérieur de la vésicule se trouve un mucus épais et verdâtre, Le canal cystique en part à angle droit et se trouve séparé de la vésicule par un éperon saillant. Ce canal est large, renferme un calcul biliaire, oblong, de la grosseur d'un haricot. Au point où le canal cystique et le canal hépatique s'abouchent pour former le cholédoque, existe une sorte de membrane épaisse et lisse qui fait relief à l'intérieur du canal. Dans le canal hépatique, un peu avant le point où il se jette dans le cholédoque, se trouve une pierre ovale de deux centimètres et demi de long, sur quatorze millimètres d'épaisseur ; sa surface est rude et verruqueuse. Elle est logée dans un prolongement considérable de la muqueuse, qui est rugueuse en ce point.

Quant aux branches du canal hépatique, la gauche est si dilatée qu'elle peut admettre le petit doigt ; la muqueuse en est passablement lisse ; la branche droite est aussi élargie, mais à un degré moindre.

Le canal cholédoque est partout libre et dilaté, cependant il est moins large que la branche gauche du canal hépatique ; il est lisse et présente de petites excavations. La rate mesure 19 cent. de longueur, 11 de largeur et 5 d'épaisseur. La capsule est épaissie par un tissu cellulaire de nouvelle formation. La substance est d'un rouge pâle. Son tissu est consistant, pulpeux, homogène, avec des cloisons peu développées.

La muqueuse de l'estomac est d'un gris-pâle, recouverte d'un mucus visqueux ; les glandes en grappes du duodénum sont très-développées. Les reins sont consistants, pâles.

Les deux poumons sont œdématiés. Le lobe inférieur est congestionné et présente des points hépatisés de la grosseur d'un haricot.

Le microscope fait voir que le contenu des dilatations sacciformes n'est composé que de corpuscules de pus, qui, presque tous, sont d'égale grosseur et contiennent de petits noyaux. Parmi ces derniers se trouvent des amas de matière biliaire, d'un jaune rouge. Le parenchyme du foie est très-ferme à la coupe. Les cellules du foie sont résistantes, anguleuses, munies de noyaux ; la plupart sont incolores ; quelques-unes seuement sont remplies de granulations d'un jaune foncé. Autour d'elles on observe beaucoup de tissu conjonctif.

Dans ces deux observations, les lésions n'avaient certainement pas la même intensité que dans les cas que j'ai étudiés, mais ce n'est là après tout qu'une question de plus ou de moins. D'ailleurs, je ferai remarquer ici que, dans l'observation I du professeur Gubler, la cirrhose hypertrophique avec ictère coïncidait avec une lithiase biliaire qui avait enflammé et dilaté les vaisseaux. Rien n'empêche, dans cette observation, de supposer que la lithiase a été le phénomène primitif et a entraîné en dernier lieu les lésions de la cirrhose hypertrophique. Pour ce qui est de l'observation de Kussmaul, le doute n'est pas possible. Ce serait là en quelque sorte le maximum de ce qui s'est passé dans les observations de MM. Pierret et Pitres. Ces exemples rendent donc assez probable cette hypothèse que l'angiocholite et périangiocholite consécutives à la lithiase biliaire peuvent déterminer autour d'elle une sclérose, et que dans quelques-uns de ces cas les lésions et les symptômes se rapprochent autant que possible des lésions et des symptômes qui caractérisent l'affection que je rétrace ici.

Cela étant, n'est-il pas au moins rationnel d'admettre que quelquefois une angiocholite et une périangiocholite, quelle qu'en soit l'origine, pourront être également le point de départ de ces mêmes lésions et de ces mêmes symptômes. Assurément, d'autres recherches sont nécessaires sur ce point, et il n'est pas impossible que des études ultérieures démontrent que les choses se passent bien en réalité comme je le suppose maintenant. Alors il y aurait deux variétés bien distinctes de cirrhose : la cirrhose atrophique, ayant son point de départ autour des vaisseaux sanguins, et la cirrhose hypertrophique avec ictère, ayant son point de départ autour des canalicules biliaires ; une cirrhose-porte et une cirrhose-biliaire, si on pouvait dire ainsi.

DIAGNOSTIC

Il est permis de dire que le diagnostic de la sclérose hypertrophique avec ictère sera facile dans le plus grand nombre des cas.

Il est impossible de la confondre avec la cirrhose classique confirmée. D'un côté, ascite considérable ; réseau très-développé des veines sous-cutanées abdominales ; difficulté ou impossibilité de préciser le volume du foie ; absence d'ictère ou bien ictère à peine accusé. De l'autre côté, volume véritablement énorme du foie ; ictère chronique intense ; absence d'ascite, si ce n'est quelquefois à la fin de la maladie et encore dans des proportions relativement minimes ; pas de modification des veines sous-cutanées abdominales. En réalité à chaque signe de la cirrhose atrophique correspond ici un signe diamétralement opposé.

Si par hasard on avait affaire à un de ces cas assez rares où la cirrhose atrophique se complique de catarrhe des voies biliaires et par conséquent d'un ictère plus ou moins intense, le faible volume du foie l'ascite, le réseau veineux sous-cutané abdominal, lèveraient rapidement tous les doutes. L'embarras pourrait être plus grand si on examinait pour la première fois un malade atteint de sclérose hypertrophique avec ictère, et déjà arrivé à cette période terminale de la maladie où on peut constater une ascite plus ou moins développée et parfois même quelques veines sous-cutanées abdominales un peu plus apparentes qu'à l'état normal. On pourrait croire à l'existence d'une cirrhose ordinaire accompagnée d'ictère. Mais, même alors, on pourra reconnaître l'exagération du volume du foie ; et si, par impossible, cette constatation ne pouvait se faire nettement pour cause d'ascite abondante , les renseignements donnés par le malade permettraient de résoudre aisément le problème.

On saurait que l'ictère date de plusieurs années ; on pourrait même apprendre que le liquide ne s'est produit dans l'abdomen que depuis peu de temps , toutes particularités absolument incompatibles avec l'hypothèse d'une cirrhose. Ces mêmes remarques s'appliquent également au diagnostic qu'on pourrait être appelé à formuler, lors d'une de ces exacerbations qui s'accompagnent parfois, comme on l'a vu, d'un épanchement péritonitique. En ces diverses cicronstances, la durée de la maladie pourra plus d'une fois servir d'élément précieux de diagnostic. Ainsi, en se plaçant à ce seul point de vue, une maladie qui dure depuis cinq, six ou sept ans, presque à coup sûr, ne sera pas une cirrhose. J'excepte ici, bien entendu, les cas exceptionnels où la marche de la sclérose hypertrophique avec ictère a été très-rapide.

Cette marche même, mais surtout l'hypertrophie considérable du foie et de l'intensité de l'ictère, éloigneront l'hypothèse d'une cirrhose classique. S'il se présentait un cas analogue à l'observation, d'ailleurs unique jusqu'à présent, où le volume du foie semble rester normal, l'absence d'ascite, le volume normal du foie du moins pendant la plus grande partie de la maladie, la continuité et l'intensité de l'ictère, seraient des premières indications ; l'évolution si particulière de la maladie, qui se retrouverait en pareil cas, achèverait d'éclairer sur la nature réelle de l'affection. Pour ce qui est du diagnostic avec la période hypertrophique de la cirrhose ordinaire, on n'a pas souvent l'occasion de s'en occuper ; généralement cette période passe à peu près inaperçue. D'ailleurs, en pareil cas, le volume du foie n'atteindra jamais, tant sans faut, les dimensions qu'il a dans la sclérose hypertrophique et de plus on ne rencontrera point d'ictère intense et continu.

Si on est appelé auprès du malade lors d'une de ces poussées qui ont été décrites, on pourra croire qu'il s'agit d'un accès de colique hépatique. A vrai dire, l'hésitation ne sera guère possible que si la maladie en est encore à sa première période, et même alors on pourra repousser en général l'hypothèse d'une colique hépatique sur cette considération que la crise douloureuse n'aura jamais la violence qu'elle a dans ce dernier cas. On sait, il est vrai, que l'accès de colique hépatique est loin d'être toujours très-intense et que même parfois les douleurs sont à peine accusées ; en pareil cas, il existera conjointement de l'ictère et même des accès fébriles. Il n'est pas jusqu'à un certain degré de tuméfaction hépatique qui ne puisse s'observer alors. La similitude des deux accidents morbides pourra donc être alors aussi grande qus possible.

Si l'affection est en pleine période d'état, si elle dure déjà depuis plusieurs années, l'affection affectera avec la lithiase biliaire chronique une certaine analogie. Mais, si les coliques hépatiques peuvent parfois ne se traduire que par des douleurs peu vives et s'irradiant à peine, il est difficile d'admettre que, pendant l'évolution d'une lithiase biliaire qui dure des années, il ne se sera pas produit de temps à autre quelques accès caractéristiques. Ceux-ci manquent absolument ici, je parle bien entendu des cas où l'autopsie n'a point révélé la coïncidence de la lithiase biliaire. D'autre part, s'il est établi que la lithiase biliaire chronique peut entraîner un certain degré de tuméfaction hépatique, il sera bien exceptionnel qu'elle atteigne sous cette influence les proportions considérables qu'elle présente généralement dans le premier cas.

Plus d'une fois, néanmoins, les caractères de chaque symptôme et l'évolution de la maladie différeront à peine, et il n'est pas impossible que la difficulté ne devienne insurmontable. Dans l'un et l'autre cas, ictère chronique avec accès douloureux et fébriles; hypertrophie du foie ; longue durée de la maladie.

Il n'est pas jusqu'à la tuméfaction de la rate qui ne puisse figurer dans le tableau symptomatologique de la lithiase biliaire, comme on peut s'en convaincre par la lecture des diverses observations. C'est encore là, pour le dire en passant, une autre preuve de cette sympathie qui relie si intimement le foie et la rate. S'il est vrai, comme l'admettent beaucoup de médecins après Wolff, qu'il ne peut exister de coliques hépatiques sans passage de calculs biliaires dans l'intestin, l'examen minutieux des déjections alvines pourrait plus d'une fois donner la solution du problème. Mais on connaît les difficultés de tous genres d'une telle recherche, et souvent ce moyen de diagnostic n'apportera pas un résultat satisfaisant. Cependant, il convient de dire que, dans la majorité des cas, l'hypertrophie considérable du foie, l'absence complète, à toutes les périodes, d'une ou plusieurs crises bien nettes de coliques hépatiques, rendront le diagnostic possible.

Je n'en insiste pas moins sur cette particularité, que la lithiase biliaire peut déterminer des symptômes et des lésions qui diffèrent à peine de ce qu'on observe dans la sclérose hypertrophique avec ictère ; les observations rapportées ici de MM. Gubler, Kussmaul, en sont témoins. C'est qu'en effet, si la sclérose diffuse et le catarrhe chronique des canalicules biliaires peuvent se produire spontanément ou tout au moins sous des influences encore indéterminées, il paraît très-probable que ces lésions peuvent être quelquefois la conséquence de la lithiase biliaire. Sans doute, si on s'en rapporte aux observations rares d'ailleurs qu'on possède sur ce point, cette sclérose et ce catarrhe chronique secondaire n'atteignent généralement pas le développement qu'on leur trouve dans le premier cas ; de là, justement, pour une large part, la raison de la dissemblance symptomatique. Mais il est rationnel d'admettre que ces lésions secondaires pourront, en certains cas, atteindre un développement égal, par exemple, comme dans l'observation de M. le professeur Gubler. Cliniquement, il n'y aura de différence que dans le point de départ de la maladie ; d'un autre côté, on ne trouvera point à l'autopsie les grosses lésions de la lithiase biliaire, je veux parler des calculs et de la dilatation des canaux biliaires et des altérations de leur muqueuse.

On peut voir dans l'observation I que dans un cas de sclérose hypertrophique avec ictère, Cruveilhier pensa qu'il s'agissait d'un abcès du foie. L'erreur s'explique aisément ; mais il n'est douteux que, dans bon nombre de cas, il sera assez facile de l'éviter. Le plus souvent, les abcès du foie se produisent au milieu de circonstances bien déterminées : la contusion du foie, la dysentérie, etc. On ne les observe que très-exceptionnellement dans nos pays ; leur durée est assez restreinte, puisque, dans la statistique de Rouis, leur durée moyenne est de 110 jours dans les cas terminés par la mort, et de 140 jours dans les cas terminés par la guérison. Dans les cas favorables, le pus finit toujours par trouver une issue et par s'évacuer spontanément, soit par les poumons et la plèvre, soit par l'estomac et l'intestin, soit artificiellement par le secours de l'art, à travers la paroi abdominale. La guérison est d'ailleurs relativement rare, puisque, sur 203 cas, Rouis en compte 162, qui se terminèrent par la mort. Le plus souvent, les symptômes généraux sont très-graves, et d'autre part, l'ictère est un symptôme assez rare. Rouis ne l'a observé que 26 fois sur 155 cas. Frerichs dit : « Habituellement, l'ictère est peu intense et de courte durée ; il commence presque toujours en même temps que la suppuration, rarement il lui est antérieur ou précède de peu la mort. Ainsi donc, pour le diagnostic, l'ictère est sans valeur. » Lorsque la marche de l'abcès sera lente, et si la collection purulente vient s'accuser sous la paroi abdominale et y déterminer le phénomène de la fluctuation, le doute n'existera même pas ; il en sera de même si, dans les cours d'accidents morbides caractérisés par des douleurs dans l'hypochondre droit avec accès fébrile, on constate nettement une évacuation de pus par les bronches ou l'intestin.

Mais, encore une fois, on n'aura pour ainsi dire jamais dans nos climats l'occasion d'observer de tels accidents, et d'autre part l'évolution des symptômes dans la sclérose hypertrophique avec ictère est tellement spéciale, que pour peu qu'on soit prévenu l'erreur ne sera point possible. On conçoit que la difficulté serait beaucoup plus grande si on avait affaire à un cas de lithiase biliaire chronique terminé par un abcès des canaux biliaires. On serait souvent éclairé par des antécédents indiquant la marche ordinaire de la lithiase biliaire et aussi quelquefois par la gravité des symptômes généraux. On peut voir par l'observation de

Kussmaul jusqu'à quel point les deux affections peuvent se ressembler.

Pendant la vie du malade de l'observation XI, on songea à l'existence d'un cancer du foie. Les douleurs vives perçues dans la région de l'hypochondre droit, l'augmentation du volume du foie et l'irrégularité de sa surface, due comme on l'a vu à la péri-hépatite concomitante, l'état général mauvais, suggéraient une telle hypothèse. L'ictère même ne s'y opposait pas, puisqu'il existait 13 fois sur 31 cas, dans la statistique de Frerichs. Mais là encore, le doute n'est possible que lors des premiers temps de la maladie, et le plus souvent en pareil cas, l'état général ne sera en rien comparable à la cachexie qu'entraîne rapidement le cancer du foie. Si la maladie en est à une période beaucoup plus avancée, la longue durée de l'affection suffira à elle seule pour faire écarter l'hypothèse d'un cancer. D'autre part, dans la sclérose hypertrophique avec ictère, d'une façon générale, l'ictère sera plus intense, l'hypertrophie de l'organe sera beaucoup plus considérable, sa surface antérieure beaucoup moins irrégulière que dans le cancer du foie.

Il n'est vraiment point nécessaire de parler d'un diagnostic avec la congestion simple du foie, que peuvent déterminer les altérations chroniques du cœur ou du poumon. En dehors de la filiation des phénomènes, toujours facile à saisir, l'hypertrophie du foie, l'ictère n'atteindront jamais le degré qu'ils présentent dans la sclérose hypertrophique avec ictère ; et puis, dans les deux cas, l'évolution morbide diffère autant que possible.

J'en dirai autant de l'hypertrophie du foie, souvent assez considérable, qui s'observe dans la leucémie, et qui peut s'accompagner aussi d'ictère, si les gros canaux biliaires sont comprimés par la tuméfaction des ganglions lymphatiques qui siègent au niveau du hile. L'aspect clinique, si spécial de la leucémie, l'examen du sang ne permettront pas l'erreur.

Le diabète sucré produit quelquefois une certaine tuméfaction du foie, mais jamais cet organe n'atteint en pareille circonstance un volume considérable, une dureté bien accusée ; l'ictère fera défaut ou à peu près, et on ne trouvera dans le reste de l'histoire des deux affections aucun point de contact. La même remarque s'applique à l'hypertrophie du foie amyloïde, qui constitue, comme on le sait, une des lésions secondaires les plus fréquentes de la syphilis, de la tuberculose des suppurations osseuses. L'état général, les conditions cliniques concomitantes, suffiront pour éclairer la situation.

Il n'en est plus de même pour ce qui est des kystes hydatiques du foie. Si le kyste siége à la partie superficielle de la face antérieure de l'organe, la fluctuation qui pourra être perçue indiquera de suite de quelle sorte de lésion il s'agit ; mais si le kyste s'est développé dans la profondeur de l'organe et assez loin de la face antérieure pour que la fluctuation ne puisse être perçue, s'il est situé de telle façon qu'il comprimera un certain nombre de canaux biliaires, produisant ainsi un ictère chronique, il sera facile de se méprendre. Là aussi on aura sous les yeux une affection chronique caractérisée par un ictère permanent, une hypertrophie considérable du foie, sans déformation bien nette de sa forme, avec conservation pendant longtemps de la santé. On peut voir dans l'observation XIV, que l'erreur a été commise et des médecins les plus distingués ont pratiqué des ponctions capillaires croyant avoir affaire à un kyste hydatique. Le malade du Dr P. Ollivier fut ponctionné par Bouley et N. Guillot. [Souvent, il faut bien le dire, la ponction capillaire exploratrice sera le seul moyen d'arriver au diagnostic.

Je ne citerai que pour mémoire les tumeurs adénoïdes du foie, d'ailleurs très-rares, où l'hypertrophie ne porte que sur une portion limitée de l'organe, et dont les symptômes n'ont rien de commun avec ceux de la sclérose hypertrophique du foie avec ictère.

La tumeur hydatique alvéolaire pourrait prêter plus facilement à l'erreur comme l'indique le passage suivant de la thèse du Dr Carrière : « Cette affection se présente sous deux physionomies bien différentes. Tantôt c'est l'ictère qui est le phénomène le plus saillant, tantôt ce sont les phénomènes hydropiques. Lorsque c'est l'ictère qui prédomine, la maladie présente les caractères suivants, qui ont été bien indiqués par Friedeich : ictère se développant lentement, sans avoir été précédé de fièvre ni d'autres prodromes bien nets, persistant avec opiniâtreté et arrivant finalement à un haut degré d'intensité ; tuméfaction progressive du foie et de la rate avec ou sans ascite. A ces caractères, Niemeyer propose d'ajouter l'état de distension peu considérable de la vésicule biliaire, comme indiquant la perméabilité du canal cholédoque, circonstance qui, d'après lui, se présenterait rarement avec un ictère intense et la décoloration des matières fécales, en dehors de l'hydatide alvéolaire. Ajoutons à cela les résultats donnés par l'examen physique du foie, la longue durée de la maladie avec troubles digestifs peu marqués, la perte graduelle des forces et l'amaigrissement considérable; nous aurons alors un ensemble de symptômes qui nous permettra d'arriver à un certain degré de probabilité. »

Ce qui est certain, c'est qu'on aura bien rarement l'occasion de différencier cette affection de la cirrhose hypertrophique avec ictère. Ce diagnostic pourrait être difficile, bien que, dans la tumeur hydatique alvéolaire, on n'observe pas les poussées aiguës qui ont été décrites plus haut ; le foie n'y atteindra généralement pas le volume considérable qu'il a dans la cirrhose hypertrophique; et souvent il présentera à sa surface des irrégularités suffisament caractéristiques.

Le diagnostic anatomique a été établi au chapitre de l'anatomie pathologique.

PRONOSTIC

Ici je n'ai qu'un mot à dire. Dans toutes les observations, sauf une, qui sont rapportées dans ce travail, la maladie s'est toujours terminée par la mort. Il y a toutefois quelque chose de relativement favorable dans la marche de cette affection, qui peut durer plusieurs années sans altérer profondément la santé. Sous ce rapport, la différence avec la cirrhose atrophique est des plus tranchées. L'observation XIV permet même d'espérer que, si rarement que ce soit, l'affection pourra rester pour ainsi dire indéfiniment stationnaire et sera par là susceptible d'une guérison relative.

TRAITEMENT

Il est impossible pour le moment de donner des indications thérapeutiques bien précises. La cirrhose hypertrophique avec ictère chronique n'a point encore été assez étudiée pour que le chapitre du traitement soit bien avancé.

Pour ce qui me concerne, j'ai pu voir que les révulsifs appliqués par M. Bucquoy sur la région de l'hypochondre droit avaient eu une heureuse influence. Ces révulsifs consistaient surtout en cautères à la pâte de Vienne. Ils diminuaient la douleur et semblaient abréger la durée et amoindrir l'intensité des crises. Peut-être faut-il attribuer, au moins en partie, à ce traitement la marche relativement favorable de la maladie chez J., à qui plusieurs cautères furent ainsi appliqués.

On pourrait alterner les cautères avec les onctions d'onguent gris sur la région hépatique, que l'on recouvrira de cataplasmes chauds. Les ventouses sèches conviendraient également. Vu l'ictère chronique, on devra autant que possible s'abstenir d'émissions sanguines.

Le sulfate de quinine pourrait être essayé.

Les purgatifs alcalins ou drastiques seront employés en temps opportun, soit pour combattre la constipation, soit pour produire une action dérivative peut-être utile sur la muqueuse intestinale.

On aura soin d'entretenir l'activité des fonctions digestives, souvent languissantes, par des toniques, les aromatiques, des absorbants, etc.

La médication tonique en général est indiquée contre une affection qui altère petit à petit, mais d'une façon continue, la sanguification et la nutrition.

Je ne puis dire s'il y aura intérêt réel à agir au moyen des altérants, le bicarbonate de soude, l'iodure de potassium, par exemple. On conçoit en tous cas qu'on ne devra y recourir qu'avec la plus grande réserve.

Il va sans dire que dans le cas particulier où la sclérose hypertrophique serait en quelque sorte symptomatique de la lithiase biliaire chronique, la médication sera dirigée dans le sens de l'affection protopathique.

Contre l'ictère grave terminal, on ne pourra recourir qu'au traitement palliatif; les toniques, les calmants, les anti-hémorrhagiques en feront tous les frais.

RÉSUMÉ.

Parmi les différentes lésions du foie qui ont été englobées sous la dénomination de cirrhose hypertrophique, il en est une qui est vraiment spéciale, et qui se compose des éléments suivants : sclérose extra-lobulaire très-accusée et sans tendance à la rétraction du tissu conjonctif de nouvelle formation; souvent aussi sclérose intra-lobulaire; — développement anormal et catharre chronique des canalicules biliaires.

L'expression clinique n'est pas moins caractéristique : c'est une affection qui s'accuse surtout par un ictère chronique dû à l'oblitération des canalicules biliaires et par une hypertrophie considérable du foie, sans l'ascite ni le développement anormal des veines sous-cutanées abdominales, qu'on observe dans la cirrhose classique.

Le plus souvent cette affection a une marche lente, et elle peut durer plusieurs années sans altérer profondément la nutrition ; le plus souvent aussi elle se termine par le syndrôme désigné sous le nom d'ictère grave.

Par toutes ces particularités, elle paraît mériter une place à part dans le cadre nosologique. On pourrait lui donner le nom de sclérose hypertrophique du foie avec ictère chronique.

Assez souvent, l'étiologie n'a présenté rien de spécial ; mais d'autres fois la sclérose a paru être subordonnée aux altérations des canalicules biliaires, soit primitives, soit consécutives à la lithiase biliaire, etc. Si ce fait était définitivement établi, il conviendrait de placer en face de la cirrhose atrophique qui se développe autour des radicules de la veine-porte, une cirrhose hypertrophique avec ictère ayant ses points de départ autour des canalicules biliaires.

OBSERVATIONS.

Obs. I. — Ictère fébrile; symptômes d'hépatite; purpura; mort; cirrhose; dilatation des conduits biliaires. (Thèse d'agrégation de M. Gubler sur la cirrhose du foie.)

Vieillard (Auguste), 20 ans, vigneron, entré à la Charité, salle Saint-Ferdinand, 3 avril 1848.

Comme antécédents se rapportant à la maladie actuelle, affection aiguë du foie, il y a deux ans, à marche très-rapide, caractérisée par un ictère général, avec douleurs de ventre et maux de tête très-violents, et diminution notable mais non perte d'appétit.

Le traitement consiste dans des purgatifs répétés et dans des émissions sanguines au nombre de 3 ou 6 dans un intervalle que le malade ne peut pas préciser. Sous l'influence de ce traitement la maladie passa à l'état chronique, et continua ainsi sans interruption jusqu'au mois de février 1848. A cette époque, il apparut de l'œdème aux membres inférieurs, et ce ne fut qu'au 3 avril suivant que le malade entra à la Charité sans avoir été soumis à aucun traitement avant son admission. Voici les principaux phénomènes qu'on constate à ce moment: teinte jaune ictérique générale très-foncée, augmentation du volume du foie qui déborde en bas les fausses côtes, constipation, urines rares, très-colorées, précipitant en vert par l'acide azotique ; épanchement de liquide dans la cavité péritonéale, œdème des membres, bouffissure de la face et des paupières. Les gencives saignent facilement, des taches de purpura apparaissent sur la peau elles offrent tout d'abord une coloration d'un rouge vif qui ne tarde pas à prendre une teinte bleuâtre. Réaction fébrile très-vive, étourdissements, douleurs de tête très-violentes, peau sèche, pouls fréquent ; tout cela accompagné d'un état adynamique très-prononcé et caractérisé particulièrement par une tendance à l'assoupissement, un abattement général, des fuliginosités de la langue et des lèvres et par la fétidité de l'haleine.

Comme traitement, ce malade prit un purgatif à la magnésie le premier jour, puis des pilules fondantes au savon ; on lui appliqua plus tard deux vésicatoires aux jambes et un séton à la nuque. La marche aiguë et rapide des accidents, la réaction fébrile, compliquée d'un état adynamique et de taches de purpura, avaient porté M. Cruveilhier à diagnostiquer des abcès du foie. Les symptômes ne cessèrent pas de suivre une marche progressivement croissante ; l'assoupissement augmentait de jour en jour, le malade ne faisait plus le moindre mouvement dans son lit ; la sensibilité était complètement abolie. La respiration devint de plus en plus pénible; la face était violacée, les dents et les lèvres couvertes de fuliginosités, l'haleine de plus en plus fétide. Les taches de purpura, qui avaient disparu depuis l'entrée du malade, se montrèrent de nouveau en quelques points dans les derniers moments. Le pouls augmenta de fréquence en même temps qu'il était mou et dépressible; à la constipation succéda du dévoiement; comme épiphénomène, il s'écoula du pus par l'oreille droite, et la mort survint le 12. avril, vingt jours après l'arivée du malade dans le service. Dans les derniers temps, le volume du foie était encore considérable, et il débordait en bas les fausses côtes.

A l'*autopsie*, une grande quantité de sérosité s'écoule de l'abdomen. Le foie déborde les fausses côtes d'un travers de doigt; son volume dépasse par conséquent celui de l'état normal; le lobe gauche est relativement plus développé que le droit.

Cet organe, d'une couleur jaune verdâtre intense, est parsemé à sa surface de plaques grises ou rosées, comme cicatricielles et déprimées, qui séparent des éminences de dimensions très-variables, en forme de lobules ou de mamelons. Cette disposition lobulée est très-remarquable le long du bord antérieur du foie, le tissu de la glande est formé de grains isolés qui se dessinent en relief au travers de l'enveloppe séro-fibreuse, et présentent une forme généralement arrondie, mais un peu irrégulière ; les plus petits ressemblent à une tête d'épingle, les plus gros atteignent à peine le volume d'un grain de chénevis. A la coupe du foie, les granulations jaunes se laissent diviser par l'instrument et n'apparaissent pas entières à la surface de section. Elles sont molles et comme imbibées d'une substance semi-fluide. On peut bien les isoler en partie, mais elles sont largement cohérentes à la base, en sorte qu'on réussit seulement à en séparer des groupes muriformes.

Ces grains jaunes sont séparés les uns des autres par des intervalles assez larges d'un tissu blanc, opaque, ou bien demi-transparent, parcouru par quelques petits vaisseaux et tout-à-fait analogues à celui qui constitue les masses inodulaires indiquées précédemment.

Celles-ci ne forment pas de simples plaques étalées à la surface du foie; elles pénètrent dans la profondeur de son tissu et envoient des embranchements qui se confondent avec les cloisons hypertrophiées de la charpente fibreuse. Toutes ces parties sont parcourues par des vaisseaux de nouvelle formation ayant généralement l'apparence de veinules et assez nombreux en certains points pour donner aux travées celluleuses une couleur rougeâtre assez intense. La dissection des conduits cholédoque, cystique et hépatique, n'a révélé qu'un épaissississement masqué de leurs parois, qui étaient environnées d'un tissu cellulaire dense. Mais les divisions principales du canal hépatique, spécialement du côté du lobe droit, présentent des altérations très-importantes. Elles ont un calibre double [de celui du tronc, et leurs parois sont considérablement épaissies.

Leur cavité est remplie d'une boue noirâtre qui n'est qu'un dépôt de matière biliaire et de concrétion de la même substance. La plus grosse de ces concrétions, qui peut égaler le volume d'une olive, est revêtue d'une pellicule blanchâtre que le microscope démontre être constituée par de grandes cellules semblables à celles de l'épithélium pavimenteux. Quant aux parois des conduits biliaires, elles sont très-injectées et ramollies en certains points au niveau desquels existe dans leur membrane muqueuse une infiltration par une matière grisâtre d'apparence calcaire.

Quelques divisions de ces conduits de la bile sont également dilatées et présentent des altérations analogues. L'une d'elles se termine brusquement en cul-de-sac du côté de la périphérie de l'organe.

Autour de ces dilatations, le tissu de la glande a presque disparu pour faire place à un tissu ressemblant à celui des plaques inodulaires de la surface du foie et forment tout le long des dilatations une bande épaisse de 5 à 10 milimètres, d'où se détachent de distance en distance des cloisons fibreuses qui vont se perdre dans le parenchyme de l'organe.

Le tissu cellulaire du foie est très-condensé ; on y découvre plusieurs ganglions engorgés, mais qui n'offrent aucun obstacle au libre cours de la bile.

La vésicule renferme une bile d'un rouge d'ambre, très-visqueuse, Le duodénum ne présente d'autre altération que des taches ecchymotiques, qui deviennent plus prononcées le long des autres parties de l'intestin, où l'on trouve même de petites tumeurs sanguines sous-muqueuses analogues à des vésicules.

L'estomac renferme un liquide très-noir.

La rate est triplée de volume et ramollie.

Les poumons sont le siége d'une congestion apoplectiforme.

Il existé une carie du rocher avec suppuration de l'oreille moyenne; mais le cerveau est intact.

Obs. II. — Ictère; purpura; hémorrhagie méningée; mort; cirrhose.
(Thèse d'agrégation de M. Gubler sur la cirrhose du foie.)

Il s'agit d'une jeune fille âgée de 17 ans, brossière, entrée à l'Hô-tel-Dieu dans le service de M. Rostan le 17 août 1852 et morte le 26 septembre. Elle avait toujours joui d'une bonne santé, et s'était toujours trouvée dans de bonnes conditions hygiéniques, lorsque pendant l'été de 1851, après avoir mangé beaucoup de fruits acides, elle s'aperçut qu'elle devenait jaune; elle ne souffrait aucunement. Elle ne tarda pas à être prise de battements de cœur.

Au commencement de l'hiver de la même année, elle commença à ressentir dans le côté droit des douleurs apparaissant par moments, augmentant par le mouvement et la pression; son côté était enflé, disait-elle, en même temps qu'il y avait inappétence surtout pour les viandes et les graisses. Au printemps de 1852 les douleurs devinrent plus intenses; il survint des vomissements et de la fièvre. A ce moment apparurent quelques taches ecchymotiques aux bras.

A la suite d'une application de sangsues sur l'hypochondre droit, l'écoulement de sang dura 18 heures, il y eut des épistaxis abondantes, du strabisme et du trouble de la vue. A cette époque il y avait de la constipation et les urines étaient très-foncées.

Après l'emploi répété de l'huile de ricin, l'état de cette petite malade s'améliora beaucoup, mais il y eut toujours beaucoup de jaunisse. Elle avait repris ses occupations, mais à la suite d'un nouvel abus de fruits verts, tous les accidents reparurent avec une nouvelle intensité; c'est alors qu'elle entra à l'hôpital. La teinte ictérique était très-marquée, et toute la surface du corps était couverte de nombreuses taches ecchymotiques, dont quelques-unes larges comme une pièce de un franc. En même temps une douleur de la région hépatique avec augmentation de la matité. Les urines claires, limpides, mais huileuses, donnaient une réaction verte, manifestée par l'acide nitrique.

Après une légère amélioration, il survint une hémorrhagie par le collet des dents qui se répétait chaque jour.

Bientôt une très-vive douleur se fit sentir sur le flanc gauche avec réaction fébrile. Le lendemain les urines contenaient une grande proportion de sang, et l'acide nitrique y déterminait un abondant précipité qui devenait vert.

Les selles étaient grises. Tous les accidents persistèrent avec réaction fébrile.

Quelques jours avant sa mort il survint du délirium ; la veille il y eut une assez vive agitation. Quelques accès épileptiformes avec paralysie incomplète du bras et de la jambe gauches.

A l'autopsie on trouve au niveau des taches ecchymotiques que l'infiltration sanguine occupe toute l'épaisseur de la peau et du tissu cellulaire sous-jacent. Là où la peau est à l'état normal, il y a des infiltrations sanguines sous-aponévrotiques, intermusculaires et musculaires.

Au-dessous de la dure-mère il y a un caillot noir de 0,10 de long sur 0,05 de large, qui recouvre presque tout l'hémisphère droit.

Des deux côtés il y a une infiltration sanguine sous-arachnoïdienne qui se prolonge dans toute la cavité sous-arachnoïdienne rachidienne ; le lobe droit du cerveau est le siége d'une légère hemorrhagie. Le lobe droit du cervelet baigne dans une couche de sang noirâtre ; dans les scissures interlamaires et interlamellaires il y a du sang infiltré. Au cœur on trouve une légère ecchymose dans le ventricule gauche, au-dessous de l'endocarde ; le tissu fibreux du cœur est jaune.

Dans la scissure interlobulaire d'un des poumons, au-dessous de la plèvre et dans l'épaisseur du tissu pulmonaire, les ecchymoses avaient du volume d'un grain de millet à celui d'une lentille.

Dans le médiastin postérieur et le tissu cellulaire périaortique, ecchymoses et même dans quelques points petits caillots sanguins noirs.

Dans l'estomac, environ 300 gr. de liquide évidemment sanguin. A la face interne de l'intestin, véritable éruption rouge violacée tout à fait semblable à l'éruption cutanée du purpura ; ces taches ont leur siége dans l'épaisseur de la muqueuse, qui est légèrement épaisse, ramollie et un peu gélatiniforme.

Le rein gauche, volumineux, brun, est le siége d'un engorgement sanguin manifeste ; nulle part d'ecchymoses. Zone plus foncée qu'à l'état normal autour de la subtance tubuleuse. Le rein droit, de volume et de consistance normales, présente deux ou trois taches ecchymotiques au-dessous de la capsule.

La rate est triplée de volume et très-ramollie.

Le foie arrive au rebord des fausses côtes ; vers le flanc droit il déborde d'environ un travers de doigt. Le lobe gauche arrive jusqu'à la rate ; le foie est donc plus volumineux qu'à l'état normal. Sa couleur est très-foncée, tire sur le vert-olive ; sa consistance est flasque et sa surface est rendue inégale par les granulations dont le tissu est composé. Ces granulations, généralement arrondies, sont d'inégales grosseurs ; les plus volumineuses ressemblent à un petit pois ; leur membrane d'enveloppe n'est pas très-tendue ; la matière intérieure est très-molle. Le tissu cellulo-fibreux de la glande est hypertrophié ainsi que la capsule de Glisson. Les vaisseaux qui pénètrent dans le hile du foie (veine porte et conduits biliaires) adhèrent fortement au parenchyme de l'organe et sont maintenus dilatés par le tissu cellulaire condensé. A l'examen microscopique, on trouve les granulations essentiellement constituées par des cellules propres, en grande partie rompues. Ces cellules sont très-chargées de granules, de matière colorante, de la bile et de globules de graisse. Ces mêmes éléments se trouvent en abondance à l'état de liberté. Le tissu cellulaire qui enveloppe les vaisseaux contient une proportion assez forte d'éléments fibro-plastiques à différents degrés d'évolution.

Obs. III. — (Dr Paul Ollivier. Sur la cirrhese hypertrophique,
Union médicale, 1871.)

D... (Jean), 22 ans, garçon marchand de vins, entré à la Charité le 3 janvier 1868, salle Saint-Michel.

La maladie qui l'amène à l'hôpital a débuté il y a cinq ans ; il s'est aperçu alors que son ventre grossissait vers le milieu, dit-il. Il n'en souffrait pas, du reste, et n'en a jamais souffert. En même temps, ses digestions se dérangèrent ; il eut des vomissements qui, suivant le moment de la journée où elles se produisaient, étaient alimentaires, muqueux ou bilieux. Ces vomissements, qui le tourmentèrent pendant 6 mois, se reproduisaient tous les deux ou trois jours ; à la même époque, mais revenant moins souvent que les vomissements, il eut des épistaxis abondantes qui durèrent jusqu'à la fin de 1864, c'est-à-dire à peu près deux ans.

En décembre 1863, un an après le début de sa maladie, il commença à devenir jaune, ictère qui, suivant les moments, présenta, à ce qu'il raconte, une teinte plus ou moins foncée. Il perdit alors ses forces et fut obligé de quitter son métier de marchand de vins. Il commença aussi à maigrir, quoique son appétit fut conservé. En avril 1864, il entre à Necker, dans le service de Bouley qui, soupçonnant un kyste hydatique, lui applique un cautère sur la région du foie, puis lui fait une ponction qui laisse couler quelques gouttes de sang.

Nouvelle ponction quelques jours après ; même résultat.

Pendant son séjour à l'hôpital Necker, il eut une seule fois, et sans que depuis il en ait présenté d'autre, une attaque convulsive avec perte de connaissance qui dura environ dix minutes.

En suivant l'ordre de sa maladie, nous le voyons entrer, en octobre 1864, à la Charité, chez Natalis Guillot, qui lui fait une nouvelle ponction sans résultat, et le soumet à l'iodure de potassium ; chez M. Pelletan, puis chez M. Nonat, où il est traité par les toniques et et les pillules de fiel de bœuf ; enfin, le 3 janvier 1868, il rentre dans le service de M. Pelletan, suppléé alors par M. Second-Féréol. Ce qui le tourmente le plus en ce moment, ce sont une dyspnée et une toux très-fatigante. La respiration, en effet, est courte et fréquente, interrompue à chaque instant par des quintes de toux qui n'amènent qu'un peu de mucosité comme expectoration, et qui, de temps en temps, par leur violence, produisent les vomissements. Il n'a, du reste, jamais craché de sang.

A l'auscultation de la poitrine, on ne trouve autre chose qu'une respiration rude aux sommets, surtout le gauche ; respiration qui nous paraît se rapprocher au type puéril, plutôt qu'être le résultat d'une induration pulmonaire quelconque.

Rien de particulier à la percussion ; la sonorité serait plutôt un peu exagérée. Au cœur, dont la matité se confond en bas avec celle du foie et de la rate, on entend vers la base un bruit de souffle assez fort qui se prolonge dans l'aorte.

Il n'a pas de fièvre ; il mange, mais sans goût pour les aliments. Les phénomènes pulmonaires n'étaient évidemment là que des accidents deutéropathiques, et notre attention, éveillée par l'interrogation du malade, nous eut bientôt mis sur la voie, sinon du diagnostic anatomique, au moins du siége de la lésion primitive.

Nous avions évidemment affaire à une maladie du foie. Il présente en effet, actuellement, un ictère jaune verdâtre généralisé. Son ventre, qui a commencé à grossir, il y a cinq ans, présente actuellement un volume énorme, qui force le malade à se cambrer fortement en arrière quand il marche, pour reporter en ce sens son centre de gravité. Si nous examinons plus attentivement cette déformation, nous voyons que cette augmentation de volume porte surtout sur la base du thorax ; les côtes sont fortement repoussées en avant, et si on applique la main vers l'appendice xiphoïde, on sent que la paroi abdominale est soulevée par une tumeur dure, qui fait un peu au-dessus de l'ombilic sa plus forte saillie.

Le gonflement existe aussi d'un côté à l'autre, de manière à augmenter de chaque côté en même temps qu'en avant le volume du ventre. Par la palpation, on sent que le foie déborde de plusieurs travers de doigt le bord des fausses côtes, qu'il s'étend sous la région épigastrique, pour atteindre la rate, également très-augmentée de volume, et qui est séparée de lui par un léger sillon. La percussion nous donne, pour le foie, 24 centimètres en hauteur ; en largeur, sa matité se confond avec celle du cœur en haut ; en bas et à gauche avec celle de la rate qui, de la sixième côte gauche, s'étend jusque dans la fosse iliaque du même côté. Peu de liquide dans le ventre. Sur la peau, un peu à droite de la ligne médiane, trace de deux cautères. Les veines de la paroi sont dilatées et visibles sous la peau. Signalons encore une petite hernie ombilicale, la coloration ictérique des urines, des crampes dans les jambes, et une sorte de douleur en ceinture qui lui prend dans les reins et lui dure quelques instants, lorsqu'il a une émotion. Il s'est aperçu depuis quelque temps que ses jambes étaient enflées le soir. Les matières sont jaunâtres.

Mentionnons enfin un phénomène très-prononcé chez ce malade: c'est, outre la sécheresse de la peau, une sorte d'éruption lichénoïde, consistant en papules très-prononcées, comme verruqueuses, sans prurit actuel.

Cette éruption, que nous trouvons disséminée en plusieurs endroits du tronc, est surtout marquée au front, au menton, à la face dorsale des mains, et, en abaissant les paupières, nous trouvons sur leur face muqueuse des élevures analogues aux élevures cutanées. Il n'a jamais eu de rhumatismes ni de syphilis ; parmi ses antécédants, nous trouvons une scarlatine à l'âge de 9 ans, un gonflement du genou qui lui a fait garder le lit pendant deux mois, de la gourme dans les cheveux, sans otites ni ophthalmies. Il présente actuellement un gonflement assez considérable de la partie inférieure de la région parotidienne plus marqué à droite qu'à gauche, et qui paraît dû à un gonflement ganglionnaire ; de plus, une cicatrice d'abcès ganglionnaire à gauche. Sa mère, âgée de 52 ans, se porte bien, ainsi qu'un frère de 20 ans.

Son père était un buveur ; il est mort à l'âge de cinquante ans ; je n'ai pu savoir s'il avait eu de la syphilis ; enfin, et c'est là un point très-important à noter, le malade lui-même était un ivrogne, et il nous a avoué que, grâce à son métier de garçon marchand de vin, de treize ans à dix-huit ans, époque où se développèrent les premiers symptômes de sa maladie, il fit des excès presque journaliers de boisson. Le seul traitement qu'on lui fait suivre est le traitement tonique.

Le 24 janvier, il se plaint de malaise et de céphalalgie. Le 25,

Hanot.7

nous constatons sur la joue gauche une petite plaque érysipélateuse qui paraît s'être développée autour d'une écorchure qu'il s'est faite en cet endroit. Son appétit, du reste, est conservé; il a à peine de la fièvre. L'érysipèle qui s'était déjà montré une fois au même endroit en mars 1867, disparaît au bout de quelques jours, laissant dans la joue une plaque indurée, qui ne tarda pas elle-même à disparaître.

1er février. Il se plaint de l'enflure des jambes; il a, en effet, un œdème assez considérable, en même temps que l'ascite a augmenté; son foie fait toujours la même saillie, et l'on peut, en déprimant fortement la paroi abdominale, arriver à saisir son bord inférieur.

Le 15. La toux et les étouffements augmentent beaucoup, sans qu'on entende dans la poitrine autre chose que quelques râles souscrépitants aux bases; il conserve toujours son bruit de souffle à la base du cœur et au premier temps.

Le 25. Quelques épistaxis. L'œdème des jambes augmente, ainsi que son ascite; il y a un peu de matité en arrière, à la base des deux poumons, le malade ne peut plus dormir et ne sait quelle position prendre; enfin, après une augmentation toujours croissante des troubles pulmonaires, on entend à distance, le 10 mars, les râles dont sa poitrine est remplie; il succombe le 12 mars 1868 à cinq heure du soir.

Son autopsie est pratiquée le 13 à la même heure. Ascite citrine considérable. Le foie dans sa largeur, et pour la hauteur du lobe gauche sur lequel surtout porte l'augmentation de volume, mesure 32 centimètres; le lobe droit mesure 22 centimètres, seulement en hauteur; le foie tout entier pèse 2 kilog. 850. Il a, à la main qui le presse, la consistance de cuir avec légère élasticité. A la coupe, il est dur et présente tout à fait l'aspect de la cirrhose. Par places, îlots de substance hépatique colorés en vert par la bile; cloisons celluleuses très-hypertrophiées, même à l'œil nu. L'examen microscopique pratiqué sur la pièce fraîche et après durcissement, a montré une hypertrophie considérable du tissu lamineux qui, à l'état normal, sépare les lobules du foie.

Pas de réaction iodo-sulfurique. La vésicule biliaire est distendue par de la bile vert noirâtre.

La rate pèse 2 kil. 300, et mesure 31 centimètres dans son plus grand diamètre, et 12 dans le plus petit, sans lésion autre qu'une hypertrophie considérable. Les reins, aussi très-augmentés de volume, mesurent 15 centimètres en hauteur, pèsent ensemble 610 grammes, et sont tous les deux à peu près du même poids.

Poumons et cœur sains ; un peu d'œdème du poumon avec épanchement de sérosité dans les deux plèvres.

Ganglions bronchiques très-hypertrophiés et semblant comprimer les bronches. Les ganglions parotidiens et cervicaux sont aussi hypertrophiés. Les pièces résultant de cette autopsie ont été présentées à la Société anatomique.

Obs. IV (Frerichs, Traité des maladies du foie). — Ictère datant de dix-huit mois ; foie volumineux à surface inégale ; mort au milieu des accidents d'une péritonite suraiguë ; autopsie ; foie lardacé ; infiltration des glandes de la scissure du foie et de la région inguinale ; exsudat purulent dans le péritoine.

Franz Gaïda, intendant, âgé de 50 ans, fut admis le 9 novembre 1852, et mourut le 19 du même mois. Le malade, homme grand et bien constitué, est atteint, depuis dix-huit mois, d'ictère, de douleur dans la région hépatique et de constipation. En avril de cette année, il séjourna quelque temps à l'hôpital ; par l'usage longtemps continué de la rhubarbe et du carbonate de soude, l'ictère disparut en grande partie, mais pas complètement. A cette époque, le lobe gauche descendait jusqu'à un pouce au-dessus de l'ombilic, le lobe droit dépassait d'un pouce le rebord des côtes.

Etat actuel. — Ictère intense, urine fortement saturée de matière colorante biliaire, selles rares et blanches. Appétit bon, éructations acides, forces assez bien conservées ; rien d'anormal du côté des organes respiratoires et du cœur. Dans l'épigastre, on sent le lobe gauche du foie, dur et recouvert d'une multitude de rugosités grosses comme un pois ; ce lobe descend presque jusqu'à l'ombilic ; le lobe droit fait une saillie moindre. La région splénique donne une matité de 7 pouces de long sur 5 de large.

Prescription : Infusion de racine de rhubarbe et solution de carbonate de potasse. Jusqu'au 18, il semble s'être produit une amélioration relative.

Le 18, sur le midi, frisson avec tremblements, vomissement alimentaire, douleurs brûlantes dans l'épigastre, puis chaleur et augmentation de la fréquence du pouls. Le ventre se ballonne et devient sensible au toucher. Anxiété considérable (cataplasmes, morphine). Vers le soir, retour des vomissements composés de matières mucoso-bilieuses ; quatre garde-robes ténues. On constate l'accumulation rapide de liquides dans le bassin. Refroidissement des extrémités, pouls insensible. Mort le 19, à six heures du matin.

Autopsie, le 20. La voûte du crâne a une teinte d'un jaune sombre, le diploé est fortement injecté, la dure-mère a une teinte d'un jaune pâle ; à la base du crâne, une demi-once environ de sérosité. Membranes cérébrales modérément injectées. La substance du cerveau est un peu plus molle que d'habitude, sa coupe est brillante.

Muqueuse du larynx et de la trachée couverte d'un mucus gris, injectée, un peu ramollie. Glande thyroïde normale.

Dans la cavité droite de la plèvre, on trouve des adhérences anciennes, mais point d'épanchement liquide.

Engorgement hypostatique considérable en arrière du poumon gauche ; poumon droit gorgé de sang, mais partout perméable à l'air. Cœur plus large qu'à l'ordinaire ; dans le ventricule gauche, du sang en bouillie ; valvules saines, mais imbibées de sang. Au-dessus de la valvule aortique, légère dégénérescence athéromateuse. La cavité abdominale, ouverte, laisse écouler une quantité notable d'un liquide trouble, filant, et d'un jaune intense ; dans le petit bassin on trouve une couche épaisse, d'un sédiment purulent. Le foie descend beaucoup dans l'épigastre, sa surface est couverte de nombreuses tubérosités, parfois réunies en groupes. Ça et là on découvre des rétractions cicatricielles profondes. La face inférieure, notamment aux environs de la vésicule biliaire, est intimement unie avec l'estomac, le côlon transverse, le duodénum et le petit épiploon ; elle fait corps pour ainsi dire avec ces organes. Le foie, de droite à gauche, mesure 12 pouces, le lobe gauche a 7 pouces. Les bords du lobe droit sont tranchants, celui-ci a 9 pouces 1⁄4 d'avant en arrière.

Dans la scissure du foie, on trouve une sorte de paquet volumineux formé par les glandes lymphatiques fortement tuméfiées, rouges extérieurement et d'un blanc grisâtre à l'intérieur. Cette masse comprime les conduits biliaires, excréteurs, qui n'offrent d'ailleurs aucune altération, mais sont seulement dilatés au-dessus du point comprimé. La vésicule biliaire, dont la capacité est restée la même, est remplie d'une bile filante, muqueuse et jaune ; on y trouve en outre quelques petits calculs bleuâtres : sa muqueuse est un peu plus ramollie.

Les élevures qui recouvrent la surface du foie ont environ le volume d'un haricot ; le parenchyme hépatique a un aspect jaune-verdâtre, brillant comme la couenne du lard, et il crie sous le couteau. Sur une coupe, on découvre de larges tractus de tissu unissant, qui, circonscrivant des îlots gros comme un pois ou une noisette, formés par la

substance glandulaire infiltrée. La rate a 7 pouces et demi de long.
sur 5 pouces de large ; sa capsule est épaisse de 1 ligne et demie, son
parenchyme dur et lardacé, d'une couleur rouge brun. Les reins sont
hypertrophiés, mous, flasques et gorgés de sang.

Pancréas dur, épais, non infiltré. Glandes rétro-péritonéales et
mésentériques sans altération. Pharynx et œsophage à l'état normal.

L'estomac contient des aliments non digérés ; la muqueuse, dans
le cul-de-sac cardiaque, a subi uu ramollissement cadavérique ; vers
le pylore, elle est livide et épaissie. Rien d'anormal dans le canal
intestinal ; mésentère surchargé de graisse. Les gros vaisseaux de
l'abdomen sont à l'état normal ; on trouve dans les veines du sang en
caillots irréguliers et de couleur sale. Les glandes inguinales sont
tuméfiées et ont l'éclat de la couenne. Vessie urinaire saine.

Obs. V (Jaccoud, Clinique médicale de la Charité).

La malade, âgée de 36 ans, est d'une constitution robuste ; elle a
toujours eu une bonne santé et un embonpoint considérable ; aussi ,
quoique depuis quelques mois elle ait beaucoup maigri, nous pré-
sentait-elle encore un développement assez marqué du tissu adipeux.
Pour ce qui est de son état, cette femme a fait durant des années un
métier à poussières ; elle nettoyait les peaux destinées à la fabrication
des chapeaux ; j'ajoute qu'elle n'a été chargée que de la partie mécanique de ce travail : elle brossait, elle épilait, elle secouait, mais
elle n'a jamais été employée aux opérations chimiques de cette indus-
trie. Elle nous donne des détails très-circonstanciés sur la santé
et sur la mort de ses parents, mais ces renseignements n'ont aucune
signification quant à la maladie dont elle est elle-même atteinte. Il y
a quinze mois, cette femme a commencé à ressentir des douleurs
qui occupaient toujours en même temps et le creux de l'estomac et
la région de l'hypochondre droit ; ces douleurs n'éclataient pas
subitement avec toute leur violence, elles se développaient sour-
dement, gagnaient peu à peu en intensité, et ce n'est qu'au bout
de deux ou trois jours qu'elles étaient assez fortes pour obliger
la malade à rester ou lit. Cette période d'acmé durait deux, trois,
cinq jours au plus ; après quoi la douleur s'atténuait peu à peu,
pour disparaître au bout de trente-six ou quarante-huit heures,
sans laisser d'autre trace de son passage qu'un sentiment de pesanteur incommode dans le côté droit du ventre ; encore cette sensation était-elle temporaire. Cette espèce d'attaque, qui est caracté-

risée si nettement par la lenteur de l'ascension et du déclin, durait
ainsi de cinq à huit jours, après quoi cette femme se trouvait très-
bien et reprenait ses occupations. La fréquence de ces douleurs a été
très-variable ; au début, elles revenaient à peu près tous les mois ;
un peu plus tard elles sont devenues plus fréquentes en perdant de
leur durée ; pendant une période de quatre mois environ, il y a eu
ainsi un accès toutes les deux semaines et même toutes les semaines ;
puis est revenue une phase d'apaisement, et depuis six semaines au
moins il n'y a pas eu de nouvelles attaques. Je puis me porter garant
de l'exactitude de ces détails ; ils ne sont pas uniquement puisés
dans les sensations de la femme. Voilà plusieurs mois que je la suis,
j'ai vu maintes fois ce qu'elle appelle ses crises, et c'est d'après ce
que j'ai vu que je vous les ai décrites.

J'ai pu observer en même temps deux autres phénomènes, l'un
variable, l'autre constant; l'invasion des douleurs a été accompagnée
d'un mouvement fébrile intense durant lequel le thermomètre montait
à 39°,5 ou 39°,8, et le pouls à 110 ou 120 ; cette fièvre ne durait pas
aussi longtemps que la douleur elle-même, mais, lorsqu'elle se manifestait, l'attaque était plus violente et plus longue ; dans d'autres
circonstances, l'accès douloureux était complètement apyrétique :
voilà le phénomène variable auquel je faisais allusion il y a un instant. Quant au phénomène constant, il est des plus importants ; durant chacune de ces attaques, le foie augmentait de volume; la douleur
passée, il revenait sur lui-même, mais ce retrait ne le ramenait pas
toujours à ses dimensions primitives ; et en jugeant la question par
le niveau du bord inférieur, il était facile de s'assurer, surtout après
les grands accès de fièvre, que l'organe s'était définitivement abaissé
de quelques lignes de plus. Une autre modification intéressante
avait lieu durant l'attaque; l'ictère, qui s'était déclaré au cinquième
mois de cette maladie, augmentait chaque fois d'intensité ; il devenait
pendant les périodes douloureuses, d'un jaune verdâtre foncé ; ce
changement de nuance était déjà manifeste après douze heures de
souffrances, et il ne survivait pas à l'accès.

Quelques semaines après l'apparition de ces paroxysmes, mais bien
avant l'ictère, d'autres symptômes survinrent du côté des organes digestifs; ce furent d'abord des alternatives de constipation et de diarrhée
que ne pouvait expliquer aucune modification dans le régime, puis
une augmentation considérable de l'appétit, qui a toujours persisté.
Cette boulimie fut dès le début extrêmement marquée ; la ration de
pain, qui durait d'ordinaire deux jours, suffisait à peine pour un seul

et cette femme était obligée de se lever une ou deux fois la nuit pour manger. Cette consommation insolite d'aliments ne lui profitait guère, car c'est à dater de ce moment qu'elle cemmença à maigrir. Les choses allèrent ainsi pendant trois mois ; au commencement du quatrième, un nouveau phénomène apparut, symptôme considérable, sur lequel j'appelle toute votre attention ; ce sont des épistaxis peu abondantes, qui revenaient une ou deux fois par semaine ; elles n'ont jamais cessé depuis lors.

Vers la fin du cinquième mois, après un paroxysme de douleurs qui paraît avoir été remarquablement violent, l'ictère est arrivé ; il n'a jamais disparu, mais il a offert de nombreuses oscillations dans l'intensité de la nuance. Un peu plus tard, cette femme, conservant tout son entrain et toute sa bonne humeur, mais incapable de se livrer à un travail suivi, et notablement affaiblie, est entrée à l'hôpital, où je l'observe depuis plusieurs mois. Il n'y a pas eu d'accès de douleurs depuis six semaines, mais c'est là le seul changement à noter ; la boulimie est toujours la même, et l'amaigrissement fait de lents, mais constants progrès ; comme par le passé, la constipation alterne avec la diarrhée ; tantôt les matières ont leur coloration normale, tantôt elles offrent la teinte gris-cendré qui dénote l'absence de bile dans l'intestin ; l'urine est très-fortement chargée de matière colorante biliaire, elle ne contient ni sucre ni albumine ; l'ictère, très-foncé, est d'un jaune verdâtre légèrement terreux ; il y a de temps en temps une petite épistaxis ; quelquefois le saignement de nez est remplacé par un crachement sanglant, par une hémoptysie véritable. Enfin, malgré la longue durée de la maladie et l'amaigrissement qui en a été la suite, cette femme n'a point l'apparence cachectique ; elle dort bien, elle aide les infirmières dans le service de la salle. Sa gaieté naturelle reste inaltérée. La région hépatique ne présente pas de voussure, mais par la palpation on sent facilement que le foie dépasse dans toute son étendue le rebord des fausses côtes ; c'est surtout au niveau de la ligne médiane que cette saillie est le plus prononcé.

La paroi de l'abdomen, chez cette femme, est extrêmement flasque et molle ; lorsque, plaçant les quatres derniers doigts de la main par leur face dorsale, au niveau du bord inférieur du foie, on déprime fortement cette paroi d'avant en arrière, on réussit sans peine à porter ces quatre doigts de bas en haut jusque sur la face inférieure de l'organe ; si alors on applique le pouce de la même main sur la face supérieure, on intercepte entre les deux branches de cette pince intelligente un segment hépatique, dont on est séparé que par une couche très-mince de parties et dont on peut apprécier rigoureusement les conditions physiques. Cette exploration, que j'ai souvent répétée, m'a toujours donné les mêmes résultats; le bord libre du foie, dur et nettement découpé, se présente sous forme d'arête vive, saillante en avant; tout le segment accessible à ce mode de palpation est remarquablement induré, c'est une résistance ligneuse que l'on éprouve sous les doigts; le tissu ne cède pas, il ne s'affaisse pas d'un millimètre sous une pression même assez forte, et c'est en vain que l'on cherche à rapprocher le pouce et les doigts aux dépens du tissu interposé.

Cette induration est parfaitement uniforme : on la retrouve avec les mêmes caractères. Sur toute la longueur du bord inférieur de l'organe, il n'y a ni bosselures ni inégalités d'aucune sorte.

La percussion montre une augmentation de volume assez considérable de la glande hépatique; mais cette hypermégalie, la palpation le faisait prévoir, est surtout marquée au niveau de la ligne médiane.

La simple application de la main sur l'hypochondre gauche fait constater la présence d'une tumeur qui déborde de beaucoup les côtes et s'avance obliquement, en bas et en avant, vers la région abdominale antérieure. Cette tumeur est formée par la rate, qui présente des dimensions considérables, savoir : 15 centimètres dans la ligne verticale, et 16 dans la ligne antéro-postérieure.

Le ventre a un développement insolite, et cette circonstance, chez un individu qui porte une intumescence du foie et de la rate, fait aussitôt penser à une ascite : il n'en est rien pourtant. Cette femme a un météorisme habituel, qui augmente pendant les périodes de diarrhée. De plus, après une couche, elle a conservé une flaccidité extrême de la paroi abdominale, par suite de quoi celle-ci retombe, en s'étalant de chaque côté. Telles sont les causes réelles de l'aspect anormal du ventre; mais, de liquide épanché, il n'en est pas question, il n'y en a pas trace, ce n'est même pas un de ces cas où l'on conserve quelques doutes : il n'y a certainement pas d'ascite.

Les membres inférieurs sont le siége d'ulcères variqueux.

Trois mois et demi plus tard, cette femme a succombé à des accidents comateux, les épistaxis et les hémoptysies ont persisté jusqu'à la fin, et, pendant les dernières semaines, l'ascite était survenue. Aucune modification ne s'est produite dans l'état du foie et de la rate. A l'autopsie, ces deux organes étaient seuls altérés.

La rate était grosse, molle et gorgée de sang; tout le système porte était fortement congestionné : c'est de la sérosité pure qui était contenue dans le péritoine ; la quantité n'en a pas été mesurée. Le foie, lourd et volumineux, présentait les dimensions anormales que la percussion avait reconnues pendant la vie ; la palpation immédiate donnait les mêmes résultats que l'exploration médiate, qui avait été si souvent pratiquée à travers la paroi abdominale. C'était la même induration uniforme, la même résistance ligneuse, résistance telle, que le foie étant posé à plat sur une table, il était impossible d'en déprimer la face convexe avec la main ; l'organe ressemblait à un bloc de fibro-cartilage parfaitement compacte et homogène. La surface, lisse et égale, ne présentait ni granulations, ni dépressions étoilées ; mais de nombreuses taches blanches occupaient le péritoine sus-hépatique. Le tissu criait et résistait à la coupe, qui était nette et luisante ; il était remarquablement exsangue et d'un blanc grisâtre.

Sur cette teinte fondamentale apparaissaient, isolés les uns des autres, quelques points jaunâtres représentant les éléments normaux du foie, resserrés et atrophiés par le développement colossal de la masse interstitielle ; l'écartement insolite de ces points jaunes montrait clairement qu'une grande partie des lobules avaient disparu. La substance grisâtre interposée était absolument semblable à du lard durci, et l'organe ainsi modifié offrait un type parfait de ce qu'on a appelé le foie lardacé ou cireux Aussi, en présence de ces altérations si nettes, je ne doutai pas un instant de l'existence simultanée des deux lésions que j'avais diagnostiquées. Cette phrase de Frerichs : « Par la combinaison de l'amyloïde et de l'induration scléreuse, il se forme un gros foie cirrhotique, qui, par sa consistance et sa couleur, présente une certaine analogie avec le lard durci, » cette phrase, dis-je, me revenait en mémoire et me confirmait dans cette pensée. L'examen chimique en a décidé autrement. Malgré plusieurs tentatives, je n'ai pu obtenir que la première partie de la réaction. La substance blanc grisâtre prenait bien, au contact de l'iode, une couleur rouge-jaune ; mais, par l'addition de l'acide sulfurique, je n'ai pu avoir ni bleu, ni violet. Il n'y avait donc pas de matière amyloïde : une hypertrophie de la trame conjonctive était seule en cause. Non-seulement elle avait produit de gros tractus fibreux qui cloisonnaient l'organe, mais la confluence et le développement des éléments néoplasiques avaient été tels, qu'ils constituaient à eux seuls, sans dépôt étranger, cette gangue fibroïde dans laquelle étaient plongés les lobules hépatiques survivants. C'était un type parfait de sclérose conjonctive ou hépatite interstitielle.

Obs. VI (Cornil, Archives de physiologie, 1874). — Ictère il y a trois ans; ascite deux mois avant l'entrée du malade; cirrhose hypertrophique terminée par des hémorrhagies intestinales; autopsie. (Observation recueillie par M. J.-L. Lambert.)

R..., âgé de 29 ans, garçon marchand de vins, entre, le 12 décembre 1873, au n° 25 de la salle Saint-Jean-de-Dieu. D'une taille moyenne, il est fortement musclé. Il a fait le service militaire pendant sept ans, en qualité de pompier.

Au début de la guerre, il fut atteint d'ictère très-marqué avec douleurs intenses sur la région du foie, à tel point que le malade ne pouvait respirer que très-difficilement. Cet état dura deux mois, environ. A sa sortie de l'hôpital, il reprit de nouveau son service de pompier, plutôt pour avoir de quoi vivre que pour s'occuper réellement, comme avant sa maladie.

Le 25 juillet, on lui donne un congé de six mois, qu'il va passer à la campagne pour se reposer. Il essaya bien, pendant ce laps de temps, de s'occuper activement; mais tout ce qu'il put faire, ce fut de conduire des charrettes sur les chemins, toujours souffrant, perdant ses forces de jour en jour, et pouvant à peine quelquefois mettre le collier à son cheval.

Il revient à Paris au mois de janvier et se fait marchand de vins. Ce travail étant moins pénible que le premier, il souffre moins : les douleurs dans la région du foie et dans l'abdomen ne disparaissent pas pour cela.

En juin 1872, il retourne à la campagne, où il reste deux mois, toujours dans le même état de faiblesse et de malaise. Il revient à Paris jusqu'en 1873.

Le 15 septembre 1873, il est pris de fatigue très-considérable, avec malaise général, perte de l'appétit, et se met au lit. Le lendemain, il veut reprendre son travail; mais il est obligé de se coucher de nouveau.

Le ventre commence à grossir, et la respiration devient difficile; les jambes ne sont pas enflées. Depuis ce jour, il ne s'est plus levé, et le mal est toujours allé en empirant chaque jour.

Le 20 décembre, il perd l'appétit complètement, la bouche est mauvaise, la langue pâteuse et noirâtre.

Il y a de la fièvre, avec des sueurs, de la constipation. Les urines sont rouges, avec un dépôt considérable.

Céphalalgie frontale intense. Ventre douloureux et pesant, dit le malade. Respiration difficile.

Il entre à l'hôpital le 1ᵉʳ décembre.

Etat actuel. — Décubitus dorsal. Figure abattue, sans animation, d'une pâleur terreuse.

Douleur intense dans tout le ventre, qui est volumineux et a pris la forme du ventre de grenouille.

Ascite encore peu considérable.

Le foie, très-volumineux, dépasse de quatre doigts les côtes en bas, et va en haut jusqu'au mamelon. Il paraît bosselé.

La rate, très-volumineuse, ne peut pas se limiter en bas, à cause de la douleur.

Pas de sommeil. Céphalalgie.

Pas d'appétit et constipation. Fièvre intense. T. : 39,2 le matin ; 39,6 le soir. P. 100.

Respiration difficile ; matité aux deux bases du poumon, surtout à droite. Râles sous-crépitants vers l'angle inférieur de l'omoplate, à droite. Respiration nulle en bas et à gauche. La voix est faible.

Crachements de sang, surtout le matin, quand il a un peu sommeillé. Rien au cœur.

2 décembre. T. : 37,8 le matin ; 38,5 le soir. — Rien de nouveau.

Le 3. T. : 37,7 le matin ; 39,5 le soir. Douleur aussi intense.

Pas de sommeil. Epistaxis.

5. — 38 le matin, 38,9 le soir.

6. — 38 le matin, 38,2 le soir.

7. — 37,4 le matin, 37,3 le soir.

Les souffrances augmentent avec la gêne de la respiration. Le malade est le plus souvent assis sur son lit et supporté par plusieurs coussins. Pas de sommeil.

Urines très-rares ; il rend à peine 100 grammes d'urine par jour.

8. — 38 le matin, 38,4 le soir.

9. — 37,6 le matin, 38,5 le soir.

10. — Même état. Selles assez régulières ; 37,2 le matin, 37,7 le soir. L'ascite augmente tous les jours.

12. — On ponctionne l'abdomen, le liquide augmentant toujours ; quatre litres de liquide séro-fibrineux sont enlevés.

13. — Un peu de sommeil ; les urines n'ont pas augmenté ; le malade se sent beaucoup mieux.

14. — La fièvre revient, quoique le malade soit plus à son aise et respire mieux. 38,4 le matin, 38,8 le soir.

15. — Aujourd'hui la maladie progresse ; des hémorrhagies se font de tous côtés : épistaxis, crachements de sang, selles sanguinolentes. L'amaigrissement est extrême. Décubitus dorsal. L'auscultation est impossible ; le malade râle depuis le matin ; les urines sont rares comme au début, et contiennent, le dernier jour, 14 gr. d'urée. Le malade laisse échapper involontairement des selles liquides.

16. — Même état ; à midi, mort. Température de 40,2 au moment de la mort.

Autopsie faite le 17 décembre. Rigidité cadavérique très-prononcée ; les orifices des urines montrent du sang.

Dans le péritoine, on trouve une grande quantité de liquide rougi par du sang et des caillots fibrineux. Il existe des adhérences molles du péritoine pariétal avec le grand épiploon.

Ce dernier adhère entièrement et fortement au foie, en passant par-dessus l'estomac ; on le trouve remonté dans la région ombilicale, pelotonné et très-épaissi.

La surface inférieure du foie est lobulée, et le foie lui-même présente de gros mamelons dans toute son étendue, avec quelques plaques de granulations très-petites. Le tout est recouvert de produits inflammatoires qui lui donnent une couleur blanchâtre. Le tissu du foie est élastique : on ne peut pas l'enfoncer avec l'ongle ; de consistance fibreuse et de couleur jaune, il présente quelques îlots rouges.

Une injection de bleu de Prusse, faite par la veine porte, n'a pénétré que dans les gros vaisseaux et a filé par la surface du foie et par les adhérences nombreuses qu'il avait contractées avec le diaphragme. Le poumon droit est adhérent dans sa totalité ; le poumon gauche est libre. Dans la plèvre gauche se trouvent quelques cuillerées de liquide sanginolent.

Dans le lobe supérieur du poumon gauche existait un aplatissement, une atélectasie d'une bande transversale peu considérable ; et dans le lobe inférieur on a constaté la présence de noyaux ronds, jaunâtres, fermes, et ne laissant pas suinter de suc à la pression. Le poumon droit ne présente aucun de ces noyaux.

Le cœur est normal.

Dans l'estomac se trouvait une quantité assez considérable de sang noir ; le gros intestin est normal, ainsi que la partie inférieure de l'intestin grêle ; à sa partie supérieure, du sang se trouvait en grande quantité.

La rate était très-volumineuse : 0ᵐ,25 de long.

Le rein gauche, mou, blanc dans la substance corticale ; le rein droit est moins anémié.

Rien à la vessie.

Les ganglions lymphatiques lombaires, situés à la région épigastrique, sont gros, durs et rouges sur une surface de section.

A l'examen ultérieur du foie, on voit que sa surface présente des granulations saillantes, répondant à des lobules hépatiques situés au-dessous de la capsule de Glisson, très-épaissie. Ces granulations, visibles à la périphérie du foie, sont séparées par des bandes blanchâtres ou des sillons déprimés, et sur ces sillons ou bandes de tissu fibreux, on reconnaît à l'œil nu de petites végétations blanchâtres, sessiles, ayant de 1⟋5 à 1⟋2 millimètre de longueur. En certains points, ces végétations papillaires sont très-rapprochées les unes des autres et très-nombreuses. La matière à injection n'a pas pénétré dans leur intérieur et elle a filé dans les adhérences vasculaires très-nombreuses qui unissent le foie au diaphragme. Sur des préparations du foie faites à l'état frais, on voit que les cellules hépatiques sont, dans certains îlots, remplies de matière colorante biliaire, sur d'autres, de pigment sanguin.

Avec les pièces durcies dans l'alcool, on fait des sections minces qui montrent un épaississement considérable assez régulier du tissu conjonctif, de telle sorte que les bandes de ce tissu, qui séparent les lobules, sont au moins aussi larges que le diamètre des lobules. Dans ce tissu composé de fibrilles séparant les cellules, les unes plates, les autres légèrement tuméfiées de tissu conjonctif, et des cellules embryonnaires ; il y a presque partout des canalicules biliaires très-nombreux, les autres affectant un trajet parallèle aux lignes de séparation des lobules, les autres disposés sous forme de réseau.

L'injection des vaisseaux sanguins est très-mal réussie. Quelques branches volumineuses du tissu conjonctif périlobulaire sont seules injectées. Cependant il y a par places, dans ce tissu, des vaisseaux à parois minces, très-rapprochés les uns des autres et très-dilatés, se rapprochant de ceux de l'observation.

Les îlots hépatiques sont généralement sphériques et bien limités ; quelques-uns sont dissociés à leur périphérie par des bandes de tissu conjonctif. Presque tous présentent, le long des vaisseaux capillaires extra-lobulaires et dans toute leur épaisseur, une grande quantité de petites cellules, une inflammation productive intra-lobulaire.

Obs. VII (Cornil, Archives de physiologie, 1874). — Cirrhose hypertrophique avec ictère extrêmement prononcé; ascite; hémorrhagies intestinales et stomacales; sécrétion exagérée de la bile; autopsie.

L... (Louis), âgé de 41 ans, ferblantier, entre à la Charité le 13 juin 1873, dans la salle Saint-Félix, où il est couché au n° 6.

Pas de maladie antérieure. Ce malade, qui a été soldat en Afrique où il avait l'habitude de boire de l'eau-de-vie et de l'absinthe, prenait depuis longtemps, tous les matins, un petit verre d'eau-de-vie. Il ne s'enivrait jamais, nous dit-il.

Il a de l'ictère depuis huit mois, en même temps que des troubles digestifs ; et, depuis ce temps-là, son ventre est volumineux.

État actuel. — Le malade est un peu amaigri, mais cependant il y a encore de l'embonpoint et les forces sont en parties conservées. L'ictère est extrêmement prononcé, verdâtre, bistré. La peau est chaude et le pouls donne 100 pulsations, bien que la température axillaire soit seulement de 37,2.

Le ventre est volumineux. Epanchement ascitique assez considérable ; la ligne de niveau du liquide, le malade étant couché sur le dos, suit une courbe à concavité supérieure passant un peu au-dessous de l'ombilic.

Au-dessus de cette ligne, le gros intestin et l'estomac sont ballonnés.

Le foie est très-gros. La matité du foie commence en haut, immédiatement au-dessous du mamelon, au niveau de la cinquième côte. Lorsque le malade est couché sur le dos, on ne sent pas le bord inférieur du foie, à cause de la distension des parois abdominales ; mais, après l'avoir fait coucher sur le côté gauche, on perçoit très-facilement ce bord qui déborde de deux à trois travers de doigt les fausses côtes et qui se prolonge dans l'hypochondre gauche.

Rien de notable au cœur. Râles vibrants et sonores dans les poumons. Pas d'épanchement pleurétique. Les pieds et les jambes sont œdématiés.

14 juin. — La température axillaire est à 38,2.

15 juin. — Le malade a rendu un peu de sang par le rectum. Les matières fécales sont d'une couleur vert foncé, et elles nagent dans un liquide jaune verdâtre, biliaire, ce qui dénote une hypersécrétion, et non une rétention de la bile.

Les urines sont très-chargées, et contiennent une grande quantité de matière colorante, biliaire: on y trouve beaucoup de cellules et des cylindres hyalins colorés en jaune par la bile. Il n'y a pas d'albumine.

20 juin. — Le malade accuse un malaise plus grand que d'habitude. Le pouls est petit et fréquent, la température à 38. Pas d'appétit. Douleur abdominale. Il meurt le 21, à sept heures du soir, après avoir vomi des matières noires contenant du sang et en avoir rendu également par les selles.

Autopsie faite le 23 juin, à deux heures de l'après-midi. Coloration ictérique très-foncée. Œdème assez considérable des extrémités inférieures. La cavité péritonéale contient une grande quantité de sérosité teintée en jaune par la bile. Dans ce liquide existent des flocons filamenteux jaunes de fibrine, et, à la surface des intestins, on voit des filaments pseudo-membraneux également jaune d'ocre. Ceux-ci, examinés de suite au microscope se montrent composés par du tissu conjonctif jaune et des cellules, comme des fausses membranes de péritonite hyperplastique, le tout infiltré par du pigment biliaire et des cristaux de biliverdine.

Les intestins, non adhérents les uns avec les autres, flottent à la surface du liquide épanché, où ils forment un paquet saillant. Le grand épiploon, très-gras, remonté, forme une masse épaisse au-dessous du côlon transverse.

Le foie est augmenté de volume, très-granuleux à sa surface. Les granulations saillantes sont en général jaunes. Une section du foie montre que les granulations jaunes constituées par les lobules hépatiques sont séparées par des lignes blanches de tissu fibreux.

Le tissu hépatique est extrèmement dur et ne peut être enfoncé par le bout du doigt.

La vésicule biliaire contient de la bile qui a sa couleur normale.

La rate est très-grosse et diffluente. L'estomac est normal sur presque toute son étendue, sauf en un point, où existe une injection très-vive de la muqueuse. Le liquide qui y est contenu est de couleur brune, et il contient du sang. Ce même liquide se retrouve dans le duodénum et le jéjunum. Le gros intestin contient un liquide coloré en jaune par la bile.

Les reins sont infiltrés de matière colorante biliaire. Sur les coupes minces de la substance corticale, on voit du pigment biliaire et des cristaux de biliverdine dans les cellules épithéliales desquamées d'un certain nombre de tubuli. Ces cellules et des cylindres hyalins obstruent alors la lumière de ces canaux. Il y a aussi des granulations pigmentaires dans la trame fibreuse du rein. Les mêmes lésions s'observent dans les pyramides.

Les deux poumons sont congestionés. Le cœur est normal.

La veine porte a été injectée avec du bleu de Prusse, soluble, mais incomplétement. Dès le début, la matière injectée passe dans la paroi de la vésicule biliaire, dans les végétations fibreuses qui unissent le foie au diaphragme, et dans le tissu conjonctif nouveau qui séparé les îlots hépatiques. Toute la surface du foie s'injecte par conséquent très-facilement. Il ne paraît pas au premier abord y avoir de végétations fines et villeuses à la surface du foie. Un premier examen histologique du foie fait à l'état frais, montre les cellules grasses remplies de grosses gouttes de graisse; la plupart d'entre elles, les cellules grasses et celles qui ne le sont pas, sont infiltrées de granulations jaunes biliaires.

Le tissu conjonctif nouveau, très-épais, qui sépare les îlots hépatiques est embryonnaire, composé de cellules généralement rondes, situées dans un tissu conjonctif fibrillaire.

La vésicule biliaire injectée présente le relief de ses plis très-vascularisés, séparés par des cavités cupuliformes présentant des vaisseaux capillaires plus petits.

L'examen du foie, fait après son durcissement dans l'alcool absolu, montre que la matière à injection a pénétré dans les vaisseaux de la périphérie des îlots et dans l'intérieur d'un certain nombre d'entre eux. Le tissu conjonctif qui sépare les îlots est très-épais : les vaisseaux qui le traversent sont nombreux, sinueux; leur paroi régulière et rigide est formée par le tissu voisin; le tissu conjonctif est surtout embryonnaire. Dans ce tissu, lorsqu'il a été coloré au carmin et traité par l'acide acétique, on voit un grand nombre de canaux biliaires avec leurs cellules colorées et caractéristiques. Les îlots sont généralement conservés dans leur forme. Dans presque tous, toutes les cellules hépatiques sont en dégénérescence graisseuse. Le tissu conjonctif intralobulaire n'est pas épaissi. Les capillaires sont complètement remplis jusqu'à la veine centrale, dans quelques-uns de ces îlots.

Obs. VIII (Cornil, Archives de physiologie, 1874). — Cirrhose hypertrophique accompagnée d'ictère; autopsie; dégénérescence graisseuse et infiltration biliaire des cellules hépatiques et des cellules épithéliales des canaux biliaires; concrétions biliaires dans les canaux intralobulaires les plus fins.

Une femme âgee, couchée au n° 5 de la salle Sainte-Marthe (service de M. Empis) entra dans le courant du mois d'avril 1873. Cette malade venait à la Charité pour un ictère fébrile non accompagné de rétention de la bile.

L'affection procéda à peu près comme un ictère grave, sauf les hémorrhagies qui n'existaient pas, et la malade mourut avec du délire, de l'ascite et de l'œdème de la base des poumons. A l'autopsie, péritonite chronique avec de nombreuses adhérences, foie hypertrophié, granuleux à sa surface, dur et cirrhosé, cœur graisseux et hypertrophié, — congestion œdémateuse des poumons, — athérome généralisé. (Note clinique communiquée par M. J. Renaut, interne du service.) L'examen du foie a donné les résulats suivants :

La surface du foie est rugueuse et granuleuse. Les granulations saillantes, colorées en vert, sont en général assez grosses, comme un grains de chènevis ou de millet. Le foie est hypertrophié. Sur une surface de section de l'organe, on trouve aussi des îlots hépatiques de couleur généralement vert foncé, séparés les uns des autres par des bandes de tissu conjonctif blanc grisâtre, dans lequel on voit assez bien les sections des canaux biliaires remplis de bile. Le foie résiste à l'ongle, qui ne peut déchirer son tissu.

Après que des fragments sont restés, d'abord dans le liquide de Müller, ou dans l'acide picrique, puis dans la gomme ou l'alcool, on en fait des préparations pour l'examen microscopique; sur les coupes non colorées artificiellement, on voit des bandes de tissu conjonctif adulte complet, avec fibres de tissu conjonctif et cellules plates interposées, bandes épaisses qui séparent les îlots les uns des autres.

Dans le tissu conjonctif épais cheminent les petits canaux interlobulaires et des vaisseaux capillaires pourvus de parois assez épaisses.

Les îlots hépatiques sont, les uns dissociés et divisés par des bandes de tissu conjonctif, les autres assez considérables pour qu'on puisse les croire complets. Tous ont la forme sphérique.

Ces îlots sont le plus souvent formés de cellules hépatiques complètement adipeuses. Les cellules hépatiques adipeuses sont là caractérisées par un protoplasma coloré en jaune par la bile et disposé en forme d'enveloppe sphérique mince pourvue d'un noyau en un point. Une goutelette de graisse non colorée par la bile se trouve au centre de la première enveloppe protoplasmique. Ces cellules, infiltrées de bile et adipeuses, sont presque au contact les unes des autres, séparées seulement par des vaisseaux capillaires dont les parois sont épaisses.

Un grand nombre des îlots hépatiques sont parsemés, lorsqu'on

<table>
<tr><td>Hanot.</td><td>8</td></tr>
</table>

les examine à un faible grossissement, par des lignes et des points colorés en vert foncé, presque noir sur certains îlots.

En examinant ces parties avec un fort grossissement (300-400 diamètres), on trouve des canaux droits anastomosés, composés de fragments cubiques complètement colorés en vert foncé, même avec ce grossissement, et qui paraissent réfrigents et durs.

D'autres fois on voit des sections de ces organes, et alors on y découvre très-bien une paroi que l'on pouvait également supposer en les examinant suivant leur longueur. On voit là une couche de ces petits blocs verts disposés comme le seraient les cellules pariétales d'un conduit biliaire, et au centre également un petit bloc de la même couleur.

Qu'est-ce que ces parties si fortement colorées en vert, qu'on observe dans des canaux, au centre et au pourtour des îlots hépatiques ?

Cela ne peut être que les canaux biliaires remplis de concrétions biliaires. Bien que nous n'ayons pas vu de noyaux dans ces petits blocs verdâtres, tout porte à penser que ce sont des cellules infiltrées de matière colorante et transformées en de petits calculs microscopiques.

Dans le tissu conjonctif périlobulaire, les canalicules biliaires sont très-nombreux et faciles à étudier. Les uns sont dirigés parallèlement à la limite circulaire des lobules ; les autres forment un réseau dans le tissu cirrhotique : tous présentent des cellules cubiques, colorées en jaune verdâtre clair par la bile. Cette couleur n'empêche pas d'y voir les noyaux et les granulations protoplasmiques. Les préparations ont été traitées ; les unes par la solution iodée, qui fonçait en la brunissant la couleur jaune due à la bile ; les autres, par l'acide azotique un peu dilué, qui accentuait la couleur en la verdissant.

Le protoplasma des cellules hépatiques graisseuses et les cellules des canaux biliaires extra-lobulaires étaient alors beaucoup plus colorés.

Obs. IX. — Hépatite proliférative liée à l'intoxication maremmatique ou cirrhose paludéenne ; périhépatite et périsplénite concomittantes. (Lancereaux, Atlas d'anatomie pathologique.)

Leg..., né à Limoges, homme robuste et d'habitudes sobres, contracta en 1862, aux portes de Rome, où il montait la garde, une fièvre tierce, qui céda au sulfate de quinine après le deuxième accès.

Depuis lors, et bien qu'il eût quitté Rome, sa santé est chancelante. En 1864, il est pris d'une diarrhée tenace, pour laquelle il entre à l'Hôtel-Dieu (salle Sainte-Jeanne, n° 17, le 27 juin). Cette diarrhée existe depuis quelques mois : les garde-robes sont fréquentes, de cinq à six par jour ; les matières rendues sont jaunâtres et laissent voir des traces de sang. L'abdomen est météorisé. La rate, considérablement hypertrophiée, dépasse de quatre travers de doigt le rebord costal. Le foie déborde d'autant. Le facies est amaigri, les traits sont tirés, la peau est sèche et jaunâtre. Le sous-nitrate de bismuth, administré pendant plusieurs jours, parvient à diminuer la fréquence des selles, mais la diarrhée persiste encore, lorsque, le 20 juillet, le malade demande à sortir. Il échappe ainsi à notre examen, et c'est l'année suivante seulement qu'il est débarrassé de sa diarrhée. Mais, peu après, il est atteint d'un ictère, pour lequel il est traité à l'hôpital Saint-Louis, à l'aide du sulfate de quinine et de l'hydrothérapie. Cet ictère ayant disparu, ce malade se rendit à Limoges, où il travailla comme maçon ; mais l'ictère reparaissant, il revint à Paris et entra, cette fois, à la salle Sainte-Agnès, n° 20, où nous pûmes l'observer de nouveau.

A cette époque, émaciation très-prononcée, atrophie des muscles du bras, peau sèche, jaunâtre, légèrement ictérique, œdème des malléoles. Abdomen volumineux, surtout au niveau des hypochondres, ce qui le fait comparer à un ventre de polichinelle. Légère ascite. Le foie, volumineux, s'étend de la quatrième côte à la ligne ombilicale, à gauche, et recouvre la rate en partie. Ce dernier organe déborde de plusieurs travers de doigt et atteint presque à la région iliaque. Quelques glandes lymphatiques sont hypertrophiées dans les aisselles et dans les aines. Les fonctions digestives s'exercent, malgré un certain degré de faiblesse de l'appétit. Les organes thoraciques ne sont pas troublés. Cet état se continue sans changement appréciable, à part une légère aggravation de l'ictère.

Mais le 11 juin, la langue est sèche, la peau est chaude, et des râles sont entendus à la base des poumons. L'œdème est plus prononcé aux jambes, et celles-ci, comme d'ailleurs les bras, sont parsemés de petites taches rouges analogues à des taches de purpura. L'état fébrile diminue au bout de quelques jours, mais la santé de ce malade continue à s'altérer. La teinte ictérique acquiert une plus grande intensité.

Le 15 août, les forces ont notablement baissé ; le 16 surviennent des vomissements et une diarrhée abondante qui donne lieu de croire à une atteinte de choléra ; le malade succomba le lendemain.

Autopsie. — Coloration jaune foncé de la peau et de tous les organes. Un litre environ de sérosité est épanché dans la cavité abdominale. Le foie mesure dans son grand diamètre 36 centimètres ; dans son diamètre vertical, au niveau du lobe droit, 28 centimètres ; au niveau du lobe gauche, 19 centimètres ; en épaisseur il y a 12 centimètres. Sa face convexe est semée de deux larges plaques d'un blanc jaunâtre, saillantes, constituées par l'épaississement de la capsule, et conséquemment formées de tissu conjonctif. Il existe en outre, à la surface de cette capsule et du ligament suspenseur, de petites granulations analogues à des tubercules miliaires, mais en général plus fermes, et quelques dépôts pseudo-membraneux qui maintiennent le foie adhérent au diaphragme. La coloration générale de cet organe est d'un gris rose pointillé de noir, marbré de rouge foncé et de vert. Sa consistance est ferme, et son tissu résiste au doigt qui le presse ; sa surface extérieure comme sa surface de section est lisse et brillante, à l'exception de quelques points où existent de fines granulations qui rappellent jusqu'à un certain point l'état granulé du foie des buveurs. Le microscope laisse voir la trame conjonctive et les cellules hépatiques simultanément altérées. La première présente à la périphérie des lobules un épaississement notable et l'existence de jeunes cellules et de noyaux sphériques très-réfringents. Les cellules hépatiques granuleuses renferment un pigment abondant et diversement coloré

Conduits biliaires libres et très-larges ; leurs glandules en sont facilement reconnaissables à l'œil nu. La vésicule normale contient un liquide biliaire d'un vert rougeâtre et très-visqueux. La rate adhère au diaphragme par des membranes minces transparentes et vasculaires. Elle a 28 centimètres de large, 14 de haut, 6 d'épaisseur.

A sa surface, épaississements fibreux sous forme de plaques blanchâtres... Reins volumineux, semés à leur surface de petits kystes séro-gélatineux. Leur tissu est ferme, jaunâtre, pigmenté à la base des pyramides. La membrane muqueuse de l'estomac présente des replis saillants, quelques légères ecchymoses et un pointillé noir au voisinage des orifices pylorique et cardiaque ; elle est, de plus, injectée, et sur quelques points on y trouve des plaques grisâtres qui lui donnent un aspect sale comme s'il avait été barbouillé par un vernis noir. Les tuniques intestinales sont épaissies et pigmentées sur plusieurs points.

La muqueuse duodénale présente une coloration verdâtre ou violacée, elle est partout pointillée de noir. Ganglions mésentériques, pour la plupart augmentés de volume et parsemés de taches pigmentaires. Cerveau mou; les ventricules sont larges et l'épendyme offre une teinte jaunâtre.

Obs. X (Fiouppe, Bulletin de la Société anatomique, janvier-février 1874).

M..., (Victorine), domestique, 36 ans, salle Sainte-Geneviève, n° 19 (hôpital Lariboisière, service de M. Siredey). — Pas de fièvre intermittente. Pas d'antécédents syphilitiques ou alcooliques. Santé parfaite jusqu'à la fin de l'année 1871, époque à laquelle survint de l'ictère, une perte presque absolue de l'appétit et une faiblesse générale, assez grande pour forcer cette femme à quitter son travail et à entrer à l'hôpital. Elle fut admise à Lariboisière, dans le service de M. Siredey, où se trouvait à cette époque la religieuse de notre salle Sainte-Geneviève, qui a confirmé les renseignements suivants, fournis par la malade :

A ce moment déjà, la rate présentait une augmentation de volume considérable contre laquelle fut administré sans succès le sulfate de quinine. Pendant le cours de ce traitement, premier vomissement de sang, extrêmement abondant, et suivi, pendant plusieurs jours, de selles noires, ressemblant à du marc de café. La perte de l'appétit fut le seul symptôme gastrique ayant précédé cette hématémèse qui ne s'accompagna et ne fut suivie d'aucune sensibilité à la région épigastrique. La malade se remit assez rapidement de cette perte de sang et put quitter l'hôpital, après quelques semaines de séjour, dans un état plus satisfaisant qu'au moment de son entrée. Mais cette amélioration ne fut pas de longue durée.

L'appétit se perdit de nouveau, les forces déclinèrent, l'ictère persista, et cette femme, à bout de ressources, entra une seconde fois à l'hôpital, vers le milieu de l'année 1872.

A cette époque, M. Siredey fut surtout frappé par la généralisation et l'intensité de l'ictère, par l'amaigrissement et la faiblesse de la malade. En outre, le ventre était remarquable par son volume exagéré. Néanmoins pas d'ascite, pas de développement des veines sous-cutanées abdominales. Les dimensions du foie étaient normales ; seule la rate, très-facilement accessible à la palpation, grâce à la flaccidité des parois abdominales, présentait une augmentation de volume considérable, puisque, pour ne parler que de sa limite inférieure, elle s'avançait à droite jusqu'à l'ombilic et descendait jusqu'à 6 ou 7 cent. de l'arcade de Fallope.

Langue nette, rosée; pas de nausées ni de vomissements; garde-robes régulières et colorées. Urines très-foncées, ictériques, sans sucre ni albumine. Rien du côté du cœur et des poumons. Bruit de souffle dans les vaisseaux du cou. Pas de tuméfaction des ganglions cervicaux, axillaires et inguinaux.

L'*examen histologique du sang* montra que le nombre des globules blancs n'était pas augmenté. Ne sachant à quelle affection rapporter cette hypertrophie splénique, M. Siredey pria le Dr Guyot de vouloir bien venir lui donner son avis. La leucocythémie et l'impaludisme furent tout d'abord écartés, puisque, d'une part, l'examen du sang avait permis de constater une proportion normale des globules blancs aux globules rouges et que, d'autre part, le traitement antérieur par le sulfate de quinine, avait été impuissant. On écarta également l'idée d'une cirrhose du foie que rendaient improbable le volume normal du foie, l'absence d'ascite et de dilatation des veines sous-cutanées abdominales, et surtout la persistance d'une coloration ictérique très-prononcée. Etait-on en présence d'une diathèse syphilitique? Malgré le peu de probabilité de cette hypothèse (absence de tout antécédent syphilitique et d'autres signes actuels de l'infection), on fut d'avis d'essayer l'iodure de potassium. Ce médicament fut prescrit et continué pendant deux mois environ, à la dose de 2 à 4 grammes, mais sans aucun résultat.

Sur ces entrefaites, la malade ayant demandé à sortir pour quelques heures, rentra le soir même à l'hôpital et eut dans la nuit une indigestion. On reconnut d'abord dans les matières vomies des fragments d'œufs, des grains de raisins; puis, à ces vomissements alimentaires, succède une effroyable hématémèse de 2 litres environ, suivie pendant 24 heures de selles marc de café. Glace, eau de Rabel, etc. L'hémorrhagie s'arrêta le jour même et quelque temps après, la malade, dont l'état général s'était amélioré, demanda de nouveau à quitter l'hôpital.

A sa sortie, la coloration ictérique persistait; la rate était aussi grosse, le foie avait son volume normal. Pas d'ascite, pas d'œdème des membres inférieurs. Aucune dilatation des veines sous-cutanées abdominales.

Le 6 janvier 1873, la malade entre pour la troisième fois à l'hôpital dans l'état suivant : amaigrissement considérable, état cachectique, grande faiblesse générale. La peau, les conjonctives, la muqueuse palatine et la face intérieure de la langue offrent une teinte ictérique très-prononcée. Température normale, P. 84. Embarras gastrique;

inappétence, langue saburrale, digestions pénibles, constipation. Le foie est resté normal. Rate très-grosse, indolore, mobile, occupant presque tout l'hypochondre gauche, s'avançant jusqu'à l'ombilic et descendant à 3 travers de doigt environ de l'épine iliaque antérieure et supérieure. Sa surface est unie, régulièrement convexe.

Pas d'ascite, pas d'œdème des membres inférieurs. Les veines sous-cutanées abdominales ne sont nullement dilatées. Urines ictériques, sans albumine. Pas d'engorgement ganglionnaire. État normal des globules blancs du sang. Rien au cœur et aux poumons.

Dans la soirée du 12 janvier, épistaxis abondante. La malade se plaint d'une douleur sourde au niveau de la région épigastrique, et éprouve des fourmillements et des crampes dans les membres inférieurs qui sont le siége de varices très-accusées. A la partie inférieure des deux jambes, on constate les cicatrices d'un ulcère variqueux. Pendant la dernière quinzaine de janvier, 5 à 6 épistaxis légères avec réapparition des douleurs sourdes à l'épigastre.

En février, l'état général de la malade ne subit aucune modification ni en bien ni en mal. Dans les derniers jours de ce mois, deux mélénas non précédés ni suivis d'hématémèse.

Mars et avril. Rien de particulier à noter.

Mai. Les forces déclinent ; trois épistaxis légères.

Le 24. Faiblesse générale très-grande. Les deux articulations du genou sont le siége de douleurs assez vives, sans rougeur ni épanchement.

Juillet et août. Même état ; trois épistaxis.

Septembre. Démangeaisons très-vives aux papules du prurigo.

Octobre. Dans les quinze premiers jours, trois épistaxis et deux méléna, suivis d'une augmentation très-notable de la faiblesse. Vers la fin du mois, vomissements bilieux avec selles couleur chocolat. Les varices des membres inférieurs s'enflamment.

Novembre. Le ventre se ballonne. Le foie diminue notablement de volume. Apparition de l'ascite sans dilatation des veines de l'abdomen. Rate énorme.

Décembre. L'épanchement péritonéal a beaucoup augmenté. L'œdème des membres inférieurs apparaît avec une nouvelle poussée de phlébite (cataplasmes, jambes étendues sur un coussin incliné).

Hernie ombilicale avec amincissement considérable de la peau, faisant craindre une perforation spontanée. On essaye vainement de contenir la hernie avec de la ouate collodionnée et un bandage de corps.

Le 17. La fièvre s'allume ; dyspnée intense ; toux ; râles sibilants et ronflants dans toute la hauteur des deux poumons. On entend très-nettement, à la base du cœur, un bruit de frottement péricardique.

Le 18. Erythème des membres inférieurs, œdème suivi quelques jours après, de taches ecchymotiques.

Le 23. La dyspnée est telle qu'on est obligé de fabriquer la paracentèse, issue de cinq litres un quart d'un liquide jaune clair, très-albumineux. Quelques jours plus tard, le bruit de frottement péricardique disparaît, mais la cachexie s'accuse de plus en plus. L'ictère devient de plus en plus foncé. L'inappétence est à peu près absolue.

La malade ne prend plus qu'un peu de vin et de café. L'œdème des membres inférieurs persiste sans prendre toutefois des proportions considérables. La langue se dessèche et à plusieurs reprises se montre du muguet qui est toujours combattu avec succès par un collutoire boraté et des lotions alcalines.

Vers la fin de janvier 1874, nouvelle hématémèse, d'une cuvette environ, suivie de méléna pendant plusieurs jours. Cette abondante perte de sang jette la malade dans un état de faiblesse telle que malgré l'eau-de-vie, le vin de Bagnols et le café, il est impossible de la remonter. Les muqueuses et la peau sont d'un jaune très-pâle comme si l'ictère avait diminué d'intensité. Le foie devient de plus en plus petit. La rate est toujours énorme. L'ascite reste dans des proportions moyennes. Pas de développement notable des veines superficielles de l'abdomen. Extrémités froides, légèrement œdematiées. Pas d'albumine dans les urines, Enfin, à l'examen histologique du sang, voici ce que nous constatons : 1° les globules rouges du sang ne forment pas de pile et présentent un état crénelé très-accentué ; 2° Le rapport des globules blancs aux globules rouges nous paraît être de 1 pour 20 environ. Ces globules blancs sont de deux sortes ; les uns, volumineux, ont plusieurs noyaux ; les autres, plus petits, n'ont qu'un seul noyau.

Dans les derniers jours, la face se grippe de plus en plus ; les yeux sont injectés, les cornées se ternissent, les pupilles sont considérablement dilatées. Apparition d'ecchymoses sous-conjonctivales. La malade, loin de se plaindre, accuse plutôt une sorte de bien-être. Un subdélirium se montre d'abord la nuit, puis le jour, et devient continu. Refus de toute sorte d'aliments.

Mort le 31 janvier.

Autopsie. 36 heures après la mort. Crâne, encéphale et méninges, rien. Dans les poumons, pas de tubercules. Quelques ecchymoses sous-pleurales surtout à droite, semblables à celles que l'on rencontre chez les individus morts par suffocation.

Le péricarde contient 30 gr. environ d'un liquide jaunâtre. Pas d'adhérences des deux feuillets, mais traces manifestes de péricardite ancienne, révélée par des plaques blanchâtres au niveau de la face antérieure du cœur. La plus considérable d'entre elles siège au-dessus du sillon auriculo-ventriculaire droit, entre l'aorte et l'artère pulmonaire. Le cœur présente une coloration jaune très-prononcée. Les ganglions péri-bronchiques et péri-œsophagiens sont légèrement hypertrophiés et pigmentés. Le foie adhère aux parties voisines. Il est diminué de volume : 26 cent. dans son diamètre transversal et 15 c. dans l'antéro-postérieur. La capsule de Glisson est épaissie et présente des plaques blanchâtres sur plusieurs points de la face convexe. La consistance de l'organe est augmentée. A la coupe, le tissu offre assez de résistance. L'aspect granité est exagéré ; mais ce qui frappe surtout c'est la coloration vert-olive que présentent les granulations. La teinture d'iode ne révèle aucune trace de matière amyloïde. La vésicule biliaire contient quelques grammes de bile d'une couleur jaune verdâtre, sans calculs ; ses parois sont plus épaisses qu'à l'état normal. Le cathétérisme des canaux cystique et cholédoque nous montre ces conduits parfaitement libres. Leur calibre ne paraît point augmenté.

L'examen histologique du foie a été fait par M. Debove qui, outre une hyperplasie considérable du tissu conjonctif interstitiel, a trouvé, dans certains points, une dilatation considérable des dernières ramifications biliaires. La rate est très-hypertrophiée, 28 cent. dans sa longueur et 18 cent. dans sa largueur. Sa capsule est très-épaissie. A la coupe, nous tombons en 2 ou 3 points sur de véritables infarctus dont la coloration noirâtre tranche sur la teinte rouge du tissu voisin. Les reins sont jaunâtres, de volume normal, sans dégénérescence amyloïde.

L'estomac est sain. L'intestin ne paraît pas altéré, si ce n'est la première portion du rectum, qui est le siége d'un petit nombre d'ulcérations des follicules clos. L'œsophage, au contraire, nous présente des ulcérations du plus haut intérêt ; car, à défaut d'une lésion de l'estomac, elles nous montrent le siége des abondantes et fréquentes hématémèses qu'à eues la malade. Dans la moitié inférieure de ce conduit, on aperçoit sous la muqueuse de nombreuses veines variqueuses, injectées d'un sang noir, et formant un réseau à mailles allongées. Ces dilatations veineuses s'arrêtent brusquement au

niveau du cardia. La muqueuse œsophagienne est saine. Pas d'ulcération. Pas d'ecchymose.

Obs. XI (personnelle).

Obs. XI (personnelle). X..., ouvrier typographe, né à Paris, âgé
de 40 ans, entré le 3 septembre 1873, à l'hôpital Cochin, service du
Dr Bucquoy. Jusqu'en 1870, la santé de cet homme avait été bonne ;
il n'avait jamais fait de maladie sérieuse, n'avait point eu la syphilis.

Pendant le siége de Paris, il servit dans la garde nationale et fit
quelques excès alcooliques. Il nie d'ailleurs avoir jamais été un
buveur de profession.

En décembre 1870, il perdit l'appétit, les forces, et commença à
éprouver une sensation de lourdeur, de plénitude dans l'hypocondre
droit, à ce point qu'il tolérait difficilement la pression du ceinturon
sur cette région. Bientôt il remarqua que sa face, *le blanc des yeux*,
comme il dit, prenaient une teinte jaune qui s'accusait de plus en
plus ; en même temps, il avait souvent de la fièvre, principalement
le soir et la nuit. Il fut obligé de rester chez lui, où il fut soigné pendant trois semaines environ. Il allait mieux, mais l'ictère, bien que
moins intense, n'avait point disparu. En mars 1871, il fut repris à
peu près des mêmes accidents.

Un médecin appelé, constata, à ce qu'il dit, que le foie était plus
volumineux qu'il convient, et fit appliquer un cautère sur la région
dite hypocondre droit. Le malade resta ainsi en traitement pendant
six semaines environ, après quoi il fit du service dans l'armée de la
Commune, où il but encore outre mesure. L'ictère avait persisté ; il
y avait toujours la même sensation de poids, plus ou moins accusée
dans l'hypocondre droit.

Le ventre avait augmenté de volume et la pression du pantalon était
assez pénible. Toutefois les forces, l'appétit étaient revenus et il reprit ses occupations.

Pendant la fin de 1871 et toute l'année 1872 il fut obligé de s'arrêter à plusieurs reprises, toujours pour la même série d'accidents qui
ont été décrits plus haut ; il restait alors au repos une ou plusieurs
semaines, puis il retournait à son atelier. Dans l'intervalle de ces
accès, sauf l'ictère et la tuméfaction abdominale, il aurait pu se croire
en parfaite santé.

En mars 1873, il eut une crise plus violente et plus prolongée et
entra une première fois dans le service du Dr Bucquoy.

On constate un ictère assez accusé, avec fièvre, anorexie, constipation, une hypertrophie du foie qui débordait les côtes de cinq travers de doigt environ, du ballonnement du ventre, sans ascïté ni développement anormal des veines sous-cutanées abdominales. Un cautère fut placé sur la région hépatique ; purgatifs répétés ; bi-carbonate de soude.

Deux mois après, l'état du malade s'était considérablement amélioré ; il quitta l'hôpital, conservant l'ictère et l'hypertrophie hépatique. Il reprit ses occupations, qu'il interrompit cependant plusieurs fois pendant quelques jours, pour cause de douleurs dans l'hypocondre droit, avec fièvre et malaise général. Il alla ainsi jusqu'au milieu de septembre 1873 ; il souffrait déjà depuis quelque temps, mais alors son état était devenu tel, qu'il vint de nouveau à la consultation de l'hôpital Cochin et fut encore admis dans le service du Dr Bucquoy.

Ictère généralisé assez intense, face amaigrie; masses musculaires des membres flasques, atrophiées ; abdomen très-développé. Le foie déborde les fausses côtes droites de cinq travers de doigt environ, et fait saillie en quelque sorte, non-seulement dans l'hypocondre et le flanc droits, mais encore au creux épigastrique. La partie de l'organe appréciable au toucher, à travers la paroi abdominale, semble irrégulière ; on croirait y sentir çà et là des nodosités, ayant du volume d'un pois au volume d'une petite noisette.

La pression et la palpation sont douloureuses ; tympanisme notable ; point d'ascite ni de veines sous-cutanées abdominales bien apparentes ; la matité splénique ne semble pas beaucoup augmentée; fièvre; urine ictérique, sans sucre ni albumine. Vésicatoire sur l'hypocondre droit ; purgatifs ; quelques jours après, douleurs moindres ; un peu d'appétit ; le mieux s'accuse les jours suivants.

Mais le 5 octobre la situation s'aggrave de nouveau ; douleurs abdominales vives ; tympanisme considérable ; envies fréquentes d'aller à la selle, le plus souvent sans résultat ; fièvre.

Même état les jours suivants ; la tuméfaction hépatique semble plus résistante, plus tendue.

Pendant quelques jours, le malade va un peu mieux : la fièvre diminue ; l'hypocondre droit semble se détendre quelque peu. Mais dans les premiers jours de novembre, la fièvre se rallume ; l'ictère, les douleurs augmentent.

Le 8. La température, le soir, est de 39°. Dans la nuit, méléna.

Le 9. Matin, 38°2. Soir, 39°6.

— 124 —

Le 10. Matin, 39°6. P., 120. R., 220. Soir, T., 40°.

Le 11. Matin, T., 39. P., 120. R., 20. Soir, T., 390.

Tuméfaction hépatique très-tendue ; le bord inférieur du foie dé-passe les fausses côtes de trois travers de doigt. Douleurs abdomina-les vives.

Le 12. T., 38°. P., 80. R., 24. Soir, T., 39°. Vomissements bilieux abondants, frissons.

Le 13. T., 39°. P., 96. R., 30. Soir, T., 38.

Le 14. T., 39°8. P., 88. R., 22. Soir, 6, 39, 8. Anorexie L'amaigris-sement progresse. Ictère foncé.

Le 15 nov. T. 39,6, P. 100, R. 22, soir, T. 40.

Le 16, T. 40,1, P, 96,, R. 22, soir, T. 40.

Le 17, T. 39,2, P. 104, R. 32. soir, T. 39.

Le 18, T. 39,6, P. 100, R. 24, soir, T. 38,4.

Hémorrhagie intestinale assez abondante.

Les 20, 21, 22 nov. vomissements, surtout après que le malade a pris quelque nourriture.

Pendant la fin de novembre, la fièvre persiste ; le malade, consi-dérablement affaibli, ne quitte plus le lit. Le foie est toujours aussi volumineux ; la partie de la face antérieure appréciable au toucher, toujours irrégulière, comme noueuse, point d'ascite, ni de développe-ment anormal de veines sous-cutanées abdominales. L'ictère a un peu diminué,

L'urine ictérique ne contient ni sucre ni albumine. Depuis un mois environ, la quantité d'urine émise en 24 heures est de 3 à 4 litres.

Pendant les premiers jours de décembre la fièvre diminue un peu ; diarrhée fréquente ; plusieurs fois, selles noires.

Le 10 décembre, T. 38,6, P. 104, R. 24, soir, T. 39,4.

Le 11, T. 39,7, P. 96, R. 20, soir, T. 38,3.

Le 12, T. 39,2, P, 96. R. 20, soir, T. 39,4

Le 13, T. 39,2, P. 96, R. 28, soir, T. 39,3.

Les jours précédents, à plusieurs reprises, diarrhée et vomissement ; la langue se sèche, abattement.

Le 14, T. 38.7 P. 96 R. 20, soir, T. 39.

Le 15, T. 39,4, P. 96, R. 28, soir, T. 39,3.

Le 16, T. 39,3, P. 100, R. 28. soir, T. 40,2.

La respiration s'accélère, râles sous-crépitants, disséminés dans les deux poumons, surtout au niveau du tiers inférieur.

Le 17, T. 39,4, P. 120, R. 28, soir, T. 40,1, P. 124, R. 32.

Le 18, T. 39,2, P. 124, R. 32, soir, T. 40,2

Amaigrissement et abattement extrêmes. Subdélire la nuit. Respiration bruyante et accélérée. Un peu de toux; quelques crachats muqueux. Râles sous crépitants, nombreux dans les deux poumons.

Ictère modéré; tympanisme considérable : Point d'ascite appréciable, point de veines sous-cutanées abdominales anormalement développées.

La gêne de la respiration augmente de plus en plus. Vers le soir l'agonie commence et le malade succombe pendant la nuit aux progrès de l'asphyxie.

Autopsie. — Rien à noter pour les organes cérébro-spinaux. Poumons congestionnés; épanchement séreux de faible intensité dans la plèvre gauche ; point de lésions appréciables des valvules cardiaques ni du myocarde qui toutefois a une teinte un peu grisâtre et est moins résistant qu'à l'ordinaire.

Rate plus volumineuse qu'à l'état normal, pèse 480 grammes ; tissu mollasse ; la capsule est épaissie et présente par place des plaques laiteuses qui ont jusqu'à deux millimètres d'épaisseur. Reins congestionnés ; aucune altération sensible de la muqueuse gastro-intestinale. Légères exsudations plastiques disséminées sur le feuillet viscéral du péritoine. Au fond du petit bassin, épanchement séreux péritonéal de médiocre intensité ; à première vue.

Le foie est considérablement augmenté de volume, cette hypertrophie porte à peu près également sur les diverses parties de l'organe.

Il pèse 2740 grammes.

Diamètre vertical : 22 centimètres.

Diamètre transversal : 29 centimètres.

Le feuillet péritonéal qui recouvre l'organe est sensiblement épaissi, surtout sur la face convexe qui est intimement unie à la face intérieure du diaphragme par des néo-membranes résistantes.

La surface de l'organe est granuleuse, elle est percourue dans tous les sens par des sillons, d'ailleurs à peine accusés, transformés en tractus blanchâtres par la séreuse hyperplasiée et que limitent de petits mamelons qui ne dépassent guère le volume d'un grain de chènevis.

Le tissu est dur ; la coupe n'est point aussi granuleuse que dans la cirrhose atrophique confirmée. On y remarque, à l'œil nu, une infinité de petites masses sphériques ayant les unes, 0,001 de diamt., les autres, plus volumineuses, celles-ci à forme moins régulière et semblant constituées par l'adjonction de quelques-unes des masses plus petites. Ces masses sont constituées par une substance d'un jaune assez clair. Encore une fois, elles font peu de saillie sur la coupe et là section les a transformées assez nettement, en petits cercles plus ou moins réguliers.

Tous ces blocs sont séparés les uns des autres par des tractus grisâtres qui, sur certains points, ont jusqu'à trois fois le diamètre des blocs voisins ; ces tractus sont à peine en retrait par rapport aux masses jaunes.

La coupe donne aussi l'aspect d'un tissu lardacé infiltré de grains jaunâtres.

De petits morceaux sont placés pendant 24 heures dans une solution concentrée d'acide picrique, puis pendant 24 autres heures dans une solution de gomme arabique, enfin pendant le même temps dans l'alcool absolu. Les coupes pratiquées sur le tissu ainsi durci sont colorées par le picrocarminate d'ammoniaque et montées dans la glycérine.

A un faible grossissement, on remarque tout d'abord que les lobules hépatiques sont séparés les uns des autres par une gangue de tissu conjonctif, sillonnée de canaux biliaires qui forment des sortes de plexus plus ou moins riches.

Entre deux lobules voisins, cette gangue peut avoir jusqu'à trois fois la largeur moyenne des lobules et n'a jamais moins de 0,001 de large entre deux lobules. Les lobules diffèrent notablement entre eux d'étendue, les uns ont à peine 0,001 de diamètre, d'autres peuvent atteindre 0,004.

Les coupes sont examinées à un grossissement plus considérable : 300 à 400 diamètres.

Les lobules n'offrent pas tous la même conformation. Sur un grand nombre, on voit que les cellules hépatiques sont très-peu altérées : leur volume, leur forme, leur noyau sont sensiblement comme à l'état normal et c'est à peine si elles sont un peu plus riches en granulations protéiques et graisseuses. Un certain nombre de ces cellules contiennent des petites granulations d'un jaune clair qui sont évidemment constituées par du pigment biliaire.

Les cellules sont séparées par des espaces qui ont jusqu'à leur propre diamètre.

A l'intérieur du lobule, ces espaces contiennent un nombre variable d'éléments embryonnaires et çà et là quelques granulations pigmentaires. A la périphérie, le tissu conjonctif fibroïde périlobulaire envoie des tractus qui séparent les unes des autres les cellules les plus extérieures. Quelques unes de ces cellules sont à peine modifiées, mais la plupart sont comme aplaties, étranglées, par la zone conjonctive qui les enserre et qui par place a entre deux cellules jusqu'à 0,0006 de large.

Dans ces points, la cellule hépatique peut n'avoir plus que 10 à 20 mill. de diam. ; c'est une masse de protoplasma granuleux à contours plus ou moins irréguliers.

Certains lobules ne possèdent à leur intérieur que peu d'éléments embryonnaires interposés aux cellules, et les tractus conjonctifs sont fort peu accusés à leur périphérie. Ces lobules sont à peu près normaux et il n'y a également rien de particulier autour de la veine centrale.

Sur d'autres points, au contraire, le travail irritatif intra-lobulaire est en quelque sorte à son maximum. Le lobule, qui n'a plus que 0,001 de diam., est réduit à quelques cellules atrophiées, granuleuses, pigmentées, perdues au milieu de tractus fibrillaires qui sillonnent en tous les sens ce reste de lobule.

Sur la plupart des lobules, les lésions sont pour ainsi dire intermédaires et il y a une zone extérieure plus ou moins large, composée de cellules atrophiées par les prolongements du tissu conjonctif extra-lobulaire, et une zône intérieure où on ne trouve que des éléments embryonnaires dans les espaces interposés aux cellules. Par places, on remarque des groupes de cellules infiltrées de granulations pigmentaires et de quelques vésicules adipeuses et qui tranchent par leur coloration jaune verdâtre ; à ce niveau, les espaces péricellulaires sont distendues par des granulations de pigment biliaire.

Il a déjà été dit que les lobules sont séparés les uns des autres par des tractus de tissu conjonctif qui ont de 0,001 à 0,015 de largeur. Sur la plupart des coupes, ce tissu conjonctif est composé de faisceaux qui, à première vue, semblent s'entrecroiser assez irrégulièrement dans tous les sens ; mais ce qui frappe avant tout, dans ce tissu conjonctif extra-lobulaire, c'est le développement considérable des canaux biliaires. Ils forment là un réseau très-riche constitué par des anses qui s'anastomosent entre elles et qui circonscrivent des espaces plus ou moins étendus, comblés par le tissu fibroïde. Les sortes d'arabesques que décrivent les canalicules biliaires, offrent les apparences les plus variables ; le type le plus commun représente une série de canaux flexueux qui vont se dichotomisant et qui se terminent, en dernière analyse, par des anses qui se continuent à plein canal avec des anses voisines ou encore par des huit de chiffre, qui indiquent évidemment le reploiement des canalicules sur eux-mêmes et leur changement de plan. Ces canalicules qui serpentent ainsi entre les lobules, ont environ de 0ᵐᵐ,02 à 0ᵐᵐ,04 de diam. Ce diamètre est à peu près partout le même ; toutefois, en certains points, le canal est irrégulièrement dilaté et affecte une disposition légèrement moniliforme. A l'intérieur de ces canalicules se voient un nombre variable de cellules, polyédriques, tassées les unes contre les autres, pourvues de noyaux et de granulations. En certains points, les cellules sont appliquées sur la face interne du vaisseau en une ou deux couches seulement, et laissent ainsi entre elles un canal nettement appréciable. Sur d'autres points, elles comblent presque complètement la lumière du canalicule. Çà et là le protoplasma de ces cellules est teint en jaune verdâtre et contient des granulations de pigment biliaire.

Souvent, autour des canalicules, le tissu conjonctif extra-lobulaire est un peu plus serré que partout ailleurs, et forme là une sorte de gaîne fibroïde. Il existe donc là une véritable périangiocholite.

Quand on examine avec soin les coupes, on finit par remarquer que l'irrégularité dans la disposition des faisceaux conjonctifs est plus apparente que réelle : un grand nombre se dirigent plus ou moins parallèlement au pourtour des canalicules biliaires, qui leur semblent être comme des centres de ralliement. On distingue, disséminés au milieu de ces faisceaux, des cellules plates et des éléments embryonnaires : ceux-ci, sur certaines coupes, sont très-nombreux et infiltrent tout le stroma des fibrilles conjonctives. On peut poursuivre les canalicules, anormalement développés, jusqu'à la périphérie des lobules, où ils se perdent en des capillaires très-ténus au sein de la zone fibroïde, qui empiète sur le globule.

Les vaisseaux sanguins ne présentent pas de modifications bien importantes. Sur un très-grand nombre de coupes, ils offrent l'aspect ordinaire. Toutefois il arrive souvent que leur diamètre dépasse plus ou moins le diamètre habituel, pour les vaisseaux correspondants.

Les divisions de la veine porte sont enclavées en quelque sorte, à la manière de sinus, dans la gangue conjonctive périlobulaire.

Sur les coupes, où l'infiltration embryonnaire est très-abondante, les jeunes cellules ne sont pas plus nombreuses. Au contraire, il est facile de voir, au moins sur quelques coupes, que les jeunes cellules se sont surtout multipliées autour des parois des canalicules biliaires, qui leur constituent comme des centres de formation. D'autre part, on n'observe point, autour des parois des radicules de la veine porte, les gaînes fibroïdes en quelque sorte spéciales qui ont été indiquées pour les canalicules biliaires,

Les ramifications de l'artère hépatique n'offrent rien de bien particulier à indiquer; elles ne paraissent guère plus développées qu'à l'état normal, et ne tracent que de rares sillons à travers la trame conjonctive hyperplasiée.

Peu de chose à noter à propos du système lymphatique, si ce n'est qu'on rencontre au sein du tissu conjonctif extralobulaire des fentes lymphatiques fort développées.

Les ganglions du hile hépatique n'ont point subi de modifications appréciables dans leur volume.

Aucune trace de calculs, ni dans la vésicule, ni dans les canaux biliaires.

Obs. XII (personnelle).

Boinard (Jean), 34 ans, né à Paris, journalier, entre, le 15 janvier 1874, à l'hôpital Cochin, service du Dr Bucquoy.

Rien d'important à noter chez les ascendants. Il a fait un congé comme matelot, après engagement volontaire. A travers ses diverses pérégrinations, sa santé ne s'était point altérée. Il affirme n'avoir jamais eu la syphilis et, si on l'en croit, n'aurait pas fait d'abus alcooliques. Il aurait eu une fois des fièvres d'accès, d'ailleurs assez légères, et qui auraient rapidement cédé au sulfate de quinine.

Ce n'est qu'en 1868, alors qu'il était revenu définiitvement en France qu'il commença à remarquer que sa santé s'altérait. Sans cause occasionnelle appréciable, il eut de la jaunisse : cette jaunisse augmenta petit à petit et persista. Il avait moins d'appétit, moins de forces ; il maigrissait un peu. Sensation de lourdeur dans l'hypochondre droit. D'ailleurs point de douleurs vives, point d'accident qu'on pût regarder comme des coliques hépatiques. Assez rarement, un peu de fièvre dans la soirée, avec quelques frissons.

Il se soigna quelque temps, puis, se sentant mieux, reprit son travail. L'ictère avait persisté. En 1869 et 1870, il fut obligé de se soigner ainsi plusieurs fois, pour le même malaise. Son ventre avait augmenté insensiblement, surtout au niveau de l'hypochondre droit, où les médecins constatèrent l'existence d'une forte tumeur, qu'il sentait lui-même facilement au-dessous des fausses côtes. L'ictère était toujours aussi accusé.

La situation était à peu près la même en 1871 et 1872. Il rentra à plusieurs reprises dans les différents hôpitaux, où il fut plusieurs fois employé comme garçon de salle. En dehors des périodes où, en même temps que l'ictère augmentait, il perdait ses forces, l'appétit, et souffrait plus ou moins dans l'hypochondre droit, l'état général restait assez bon. Il était surtout gêné dans son travail par le développement de son abdomen.

En 1873, se trouvant sans ouvrage, il alla travailler à l'usine de Clichy ; il n'y était pas depuis quinze jours, qu'il fut pris de douleurs vives dans l'abdomen, surtout dans l'hypochondre droit, avec ballonnement, vomissements verdâtres, ictère plus intense qu'à l'ordinaire. Il entra une première fois à l'hôpital Cochin, dans le service du Dr Bucquoy.

L'ictère est très-intense. Coloration vert foncé de la peau, des conjonctives, des urines. Matières fécales fort peu colorées.

L'abdomen a considérablement augmenté de volume, le foie déborde les fausses côtes de quatre travers de doigt environ. Tympanisme intense ; pas d'ascite, pas de développement anormal des veines sous-cutanées abdominales. Rate volumineuse. Anorexie, mouvement fébrile, surtout accusé le soir. Dysurie. — Vésicatoires sur l'hypochondre droit. Purgatifs.

Au bout d'un mois environ, la fièvre et les douleurs dans l'hypochondre droit ont disparu. L'état général est bon ; abdomen moins ballonné ; même volume du foie et de la rate. L'ictère est un peu moins intense, mais encore très-accusé. Le malade quitte l'hôpital. Il y revient le 15 janvier 1875.

L'état général est mauvais. Amaigrissement notable de la face et des membres.

Le ventre est très-développé, douloureux à la pression sur toute son étendue, mais principalement au niveau de l'hypocondre droit. Tympanisme considérable ; légère ascite.

Quelques veines sous-cutanées abdominales un peu plus apparentes qu'à l'état normal. Le malade urine difficilement, on est obligé de le sonder.

Le foie déborde les fausses côtes de 3 à 4 travers de doigt ; ce qui est appréciable au toucher, offre une dureté notable et ne donne point la sensation d'irrégularités bien accusées. La pression de l'organe est très-douloureuse. A la percussion, la rate semble avoir de 2 à 3 fois le volume ordinaire.

Langue saburrale; anorexie; envies de vomir; quelques vomissements verdâtres.

Ictère intense, généralisé. Urines teinte accajou, donnant avec l'acide nitrique les modifications dues à la présence du liquide biliaire. Elle ne contient ni sucre ni albumine.

Mouvement fébrile continu, s'accusant surtout le soir où la température oscille autour de 38° 5.

Vésicatoires sur l'hypocondre droit. Purgatif.

Après dix jours environ, le malade va mieux; la fièvre a disparu, l'appétit revient, mais bientôt il estrepris des mêmes accidents.

8 février. Le malade accuse d'assez vives douleurs dans l'abdomen; le ballonnement qui avait diminué est redevenu considérable. Peu d'ascite; tympanisme très-développé. Le malade urine difficilement; il faut le sonder. Constipation. Pas de vomissements.

Toux; expectoration muqueuse assez épaisse et peu abondante. Quelques râles sous-crépitants dissiminés dans les deux poumons — plus nombreux et plus fixes au niveau de la partie moyenne du poumon gauche en arrière.

L'amaigrissement a fait de grands progrès; abattement; yeux excavés; figure inquiète. L'ictère semble plus accusé. L'urine assez rare depuis plusieurs jours (un demi-litre environ en 24 heures), a une teinte acajou.

Le soir, T. 38,8, P. 112, R. 32

9 février, même état. Les signes donnés par l'auscultation de la poitrine n'ont pas changé. Le malade demande à manger; il prend du bouillon et un œuf.

Le soir, T. 38,6, P. 112, R. 32.

12 février. Le ventre est encore un peu plus ballonné; peu d'ascite. Même état des poumons. La langue se sèche; elle est rouge sur les bords. Le malade a déliré peudant la nuit.

Matin, T. 38,8, P. 120, R. 32.

Soir, T. 39, P. 112, R. 36.

13 février. Delire; langue et lèvres fuligineuses. Ictère intense. Le malade fait sous lui.

Matin, T. 38,2, P. 112, R. 40,

Soir, T. 38,4, P. 128, R. 40.

14 février. Assoupissement profond, continuel. Quand on éveille le malade, il pousse des gémissements.

Matin, T. 38, P. 132, R. 40.

Soir, T. 27, P. 120, R. 40.

15 février. Même état, T. 36,6, R. 44. Dans l'après-midi, hémorrhagie intestinal très abondante ; la prostration est extrême ; râles d'agonie. Deux heures après l'hémorrhagie, le malàde succombe sans convulsions.

Autopsie. — Point de lésions importantes à noter dans l'encéphale.

Poumons fortement congestionnés ; quelques fausses membranes molles et très-peu épaissies sur la périphérie du poumon droit, principalement vers la base. Petite quantité de liquide séreux verdâtre dans les cavités pleurales. Au cœur point de lésions valvulaires.

Le foie est très-volumineux, ilpèse 2,920 gram. et mesure 30 cent. dans le diam. transversàl et 25 cent. dans le diam. vertical. Sur la convexité de l'organe, le péritoine est le siége d'une inflammation chronique et des fausses membranes qui ont plusieurs millim. d'épaisseur unissent intimement cette convexité à la face inférieure du diaphragme. Au-dessous des fausses membranes qui recouvrent la surface convexe, la périphérie de l'organe est à peu près lisse.

Le tissu du foie est très-dur ; on le déchire avec peine. Sur la coupe il apparait constitué pour une grande partie par un tissu grisâtre, fibroïde, infiltré d'une multitude de petites masses jaunâtres, plus ou moins sphériques, enveloppées par le tissu fibroïde qui, entre deux lobules voisins, dépasse généralement le diamètre de ces lobules. Ces petites masses jaunâtres font à peine saïllie sur le tissu grisâtre.

Le tissu du foie est placé par petits morceaux, et successivement pendant 24 heures dans l'acide picrique, la solution de gomme arabique et l'alcool absolu. Les coupes sont teintes par le picro-carminate d'ammoniaque, et montées dans la glycérine acidulée.

Sur des coupes examinées à un faible grossissement (40 diam.), on voit que les lobules sont séparés les uns des autres par des zones de tissu conjonctif fibrillaire relativement très-développées et qui, par place, ont jusqu'à 4 fois le diam. des lobules qu'elles séparent.

Un grand nombre de ces lobules ont à peine la moitié du diamètre normal, et sont composés de cellules hépatiques plus ou moins atrophiées, surtout à la périphérie, par des faisceaux de tissu conjonctif qui, du stroma extra-lobulaire se prolongent plus ou moins dans l'intérieur des lobules.

Sur certains lobules les cellules les plus extérieures seules, sont isolées par la sclérose intralobulaires et le lobule a, à peu de chose près, ses dimensions et sa configuration normales. Les cellules hépatiques ont aussi la forme et la constitution ordinaires. C'est à peine si quelques-unes, çà et là, sont infiltrées de granulations graisseuses et de granulations de pigment jaunâtre. Çà et là également les espaces irtercellulaires sont plus ou moins remplis de noyaux embryonnaires ou de granulations de pigment jaunâtre ou verdâtre.

Snr les lobules qui sont notablement atrophiés par les tractus fibrillaires intra-lobulaires, la plupart des cellules sont infiltrées de granulations graisseuses et de granulations pigmentaires. Les granulations pigmentaires sont également très-abondantes dans les espaces intercellulaires.

Sur quelques lobules le plus grand nombre des cellules sont séparées les unes des autres par des tractus fibrillaires et des noyaux embryonnaires. D'autre part les cellules ont conservé à peu près leur volume et leur configuration ordinaires. Les granulations n'y sont pas sensiblement plus nombreuses et le noyau est apparent. Ici le lobule est en quelque sorte hypertrophié et a jusqu'à 2 et 3 fois le volume moyen.

Dans le tissu conjonctif extra-lobulaire serpentent un grand nombre de canalicules biliaires très-fluxueux qui ont jusqu'à $0^{mm},05$ de diamètre. Ces canalicules sont vus soit dans le sens longitudinal soit dans le sens transversal. Quelques-uns sont uniquement tapissés par une seule couche de petites cellules polyédriques ; d'autres sont comme bordés de ces cellules qui les remplissent et les distendent plus ou moins régulièrement. Ça et là les cellules en plus ou moins grand nombre sont infiltrées de granulations pigmentaires jaunâtres.

Les faisceaux du tissu conjonctif fibrillaire paraissent à première vue s'entrecroiser dans tous les sens. Toutefois il est facile de reconnaître qu'en beaucoup de points ils sont disposés en trousseaux qui suivent parallèlement la paroi des canalicules autour desquels ils sont comme tissés, formant là autour de ces canalicules une sorte de graine fibroïde adventice qui a jusqu'à la moitié de la largeur du canalicule lui-même.

Sur certaines coupes, le tissu conjonctif fibrillaire extra-lobulaire est infiltré d'un grand nombre d'éléments embryonnaires qui çà et là se disposent sous forme d'amas irréguliers

Les canalicules biliaires vont en s'amincissant de plus en plus jusque dans la zone conjonctive qui empiète sur le lobule et où on les perd. Là ils sont complètement remplis de cellules plus ou moins aplaties et en d'autres points de granulations pigmentaires jaunâtres.

Nulle part on n'observe d'étranglement des canalicules de la veine porte par le tissu conjonctif voisin. Au contraire, un certain nombre de ces canalicules ont un diamètre un peu plus considérable qu'à l'état normal. Leur paroi ne se dessine point nettement et semble se confondre avec le tissu conjonctif voisin. On dirait de véritables sinus creusés dans l'épaisseur du tissu conjonctif extra-lobulaire. Les capillaires de l'artère hépatique ne présentent rien de particulier à noter.

Ça et là, le tissu conjonctif extra-lobulaire est creusé de grandes fentes allongées tapissées d'endothelium et remplies de cellules lymphatiques. Les gros canaux biliaires n'offrent aucune lésion appréciable ; point de calculs.

Les ganglions lymphatiques du hile ne sont point hypertrophiés.

Entre la face inférieure du foie et la face antérieure, de l'estomac quelques fausses membranes mollasses et peu épaisses. Au niveau de la petite courbure de l'estomac, amas assez épais de fausses membranes au milieu duquel on trouve environ deux cuillerées de pus épais et verdâtre. Sur les anses intestinales qui se dessinent [dans la région ombilicale et l'hypochondre gauche, fausses membranes très-minces et mollasses ; la majorité des anses intestinales sont parsemées de granulations miliaires inflammatoires. Sur la plupart de ces anses, arborisations capillaires assez riches.

La rate est considérablement hypertrophiée : elle pèse 950 grammes. Le tissu est peu résistant de coloration noirâtre. La membrane fibreuse est épaissie, recouverte de rugosités.

Les reins sont volumineux, congestionnés ; le droit pèse 250 grammes, le gauche 210 grammes. La membrane d'enveloppe est adhérente par places, quelques plaques laiteuses peu épaisses sur cette membrane.

Petite quantité de sérosité verdâtre dans la cavité péritonéale.

Obs. XIII (personnelle).

Jentet (Nicolas), 55 ans, garçon de chantier. Je ne donnerai ici que le résumé de l'observation qu'il serait trop long de rapporter tout entière. Mon excellent maître, le Dr Bucquoy, à qui je la dois, a pu suivre le malade pendant sept ans.

Le père de Jentet est mort à 77 ans ayant eu la meilleure santé ; il n'était ni rhumatisant, ni goutteux ; sa mère est morte à 84 ans.

Il était d'une constitution robuste; à 11 ans; il partit pour les colonies en qualité de soldat d'infanterie de marine; il revint en France sept ans après. Pendant ce laps de temps, il eut plusieurs accès de fièvre intermittente qui se reproduisirent à plusieurs reprises après son retour en France. Toutefois sa santé était restée parfaite, bien qu'il fît d'incroyables excès de boissons. Il n'eut jamais la syphilis.

Sa vie s'écoula ainsi jusqu'en 1866, époque où sa santé commença à s'altérer.

Il avait insensiblement perdu appétit et une partie de ses forces ; il ne pouvait plus se livrer qu'avec peine à son occupation de garçon de chantier. En même temps, il ressentait dans l'hypochondre droit des élancements douloureux. Après un violent accès de colère, dit-il, un ictère se produisit qui alla croissant et fut bientôt très-intense. Pendant deux mois il resta à peu près dans le même état; l'ictère ne diminuait pas, l'anorexie persistait; il y avait souvent de la fièvre dans l'après-midi. Mêmes accès douloureux dans l'hypochondre droit. Il fut soigné par un médecin de la ville, tantôt allant mieux et retournant à son chantier, tantôt obligé de garder la chambre.

En 1868, à bout de ressources, il entra à l'hôpital Saint-Louis, dans le service du Dr Hillairet, il y resta deux mois. Ventouses sur la région hépatique, bains, purgatifs. A sa sortie, son état était notablement amélioré. L'ictère persistait toujours et au même degré.

Un peu après il fut admis à l'Hôtel-Dieu dans le service du Dr Fauvel, où il resta deux mois encore. Là comme à St-Louis, on constatait que le foie était volumineux. Onctions mercurielles sur l'hypochondre droit, purgatifs, etc.

Il reprit son travail, mais bientôt ses jambes enflèrent, et il revint à l'Hôtel-Dieu où il fut placé dans le service du professeur Grisolle suppléé par le Dr Bucquoy. Il resta dans le service jusqu'en décembre 1868 et en janvier 1869, il passa à l'hôpital St-Antoine, dans le service du Dr Bucquoy, où il resta jusqu'au mois d'août 1869, à deux reprises différentes. Pendant cette période, le Dr Bucquoy put constater les mêmes symptômes qui ont été constatés plus haut: ictère d'intensité variable mais toujours bien accusé; foie très-volumineux descendant jusque dans la fosse iliaque; point d'ascite, point de développement anormal des veines sous-cutanées abdominales. A la fin de l'année 1868, pendant quelques semaines où il allait beaucoup plus mal (douleurs dans l'hypochondre droit ; accès fébriles le soir, anorexie, amaigrissement), on avait constaté un certain œdème des membranes inférieures et un balonnement du ventre avec un peu d'ascite. Quelques médecins crurent alors qu'il s'agissait d'une affection cardiaque. Ces symptômes d'ailleurs disparurent assez vite.

Quand il quitta le service du Dr Bucquoy en août 1869, Jeantet était dans un état relativement satisfaisant. Les forces et l'embonpoint étaient revenus, mais l'ictère était toujours marqué, le foie aussi volumineux. Jentet reprit ses occupations.

Il alla assez bien jusqu'en 1870. Pendant le siége, après les fatigues (?) du service de la garde nationale, il retomba malade : accès fébriles, douleurs dans la région hépatique, anorexie, perte des forces, ictère plus foncé.

Il entra à l'hôpital Cochin, dans le service du Dr Bucquoy.

La crise dura 3 semaines environ ; J. retourna chez lui. En 1871, à Bondy, nouvelle crise qui dura deux mois et pendant laquelle il aurait eu la dysentérie.

En juin 1871 et en octobre 1871, il revint à Cochin pour les mêmes accidents. En 1872, encore deux séjours à l'hôpital Cochin. Il y revient le 31 mars 1873. Depuis quelque temps il a de nouveau maigri et perdu ses forces ; il a peu d'appétit ; d'ailleurs point de fièvre ; peu de douleurs dans l'hypochondre droit. L'ictère est très-foncé (conjonctives vertes, urines très-colorées ; selles grisâtres). Point d'ascité ni de développement anormal des veines sous-cutanées abdominalese Le foie remplit non-seulement l'hypocondre droit et le creux épigastrique, mais encore tout le flanc droit. On sent facilement sous la peau le bord antérieur de l'organe qui est dur et tranchant ; la partie de la face antérieure qui est appréciable donne au palper la sensation d'une surface très-dure et assez régulière ; la pression est pénible. Rate volumineuse. De même que, lors des précédentes atteintes, le repos au lit, les purgatifs, les révulsifs sur la région du foie, tendent assez rapidement à relever les forces, l'appétit, et diminuent l'ictère.

Au commencement de mai 1873 il se plaint de souffrir depuis quelque temps de l'extrémité des doigts ; on remarque que les articulations des deuxièmes avec les troisièmes phalanges sont tuméfiées ; il en est de même pour l'articulation du gros orteil droit ; quelques tophus sur le bord libre des oreilles. J... d'ailleurs n'avait jamais eu aucune attaque de goutte ; ses parents n'étaient point goutteux.

Pendant le mois de juin, polyurie ; l'urine ictérique est rendue à la quantité de 3 à 4 lit. par jour. Elles ne contiennent ni sucre ni albumine.

Le 30 juin 1873, J. quitte Cochin ; l'ictère est beaucoup moindre, l'état général est bon.

Jentet revient à Cochin en septembre 1873 et en janvier 1874. Il y entre amaigri, fatigué ; après quelque temps de repos, il sort mieux portant et reprend du mieux qu'il peut ses occupations.

En mars 1874, il se présente de nouveau à l'hôpital Cochin et est encore une fois reçu dans le service du Dr Bucquoy.

Il est considérablement amaigri ; il a un aspect cachectique. L'ictère de la peau et des conjonctives est très-intense. Le foie est encore très-volumineux, mais ne déborde plus le rebord des fausses côtes que de cinq travers de doigt environ. Il offre toujours la même consistance. Toujours point d'ascite ni de développement anormal des veines sous-cutanées abdominales. La rate est plus volumineuse qu'à l'état normal. Le sang, examiné au microscope, ne paraît pas contenir plus de globules blancs qu'à l'état normal. Les articulations des deuxièmes avec les troisièmes phalanges offrent encore la tuméfaction dont il a été parlé plus haut ; de même pour l'articulation du gros orteil droit.

Le malade souffre beaucoup depuis plusieurs mois d'une éruption prurigineuse qui résiste à tous les traitements.

Pendant la plus grande partie du mois d'avril, accès de fièvre avec frissons qui reviennent presque tous les jours. Dans la soirée, on administre le sulfate de quinine ; les accès disparaissent insensiblement.

Le malade commence à se plaindre que sa vue s'obscurcit, qu'il ne voit plus qu'à travers un brouillard.

Vers la fin de juin, on constate l'existence d'une conjonctivite double qui va augmentant.

Le 10 juillet, on remarque à la paroi inférieure de la cornée droite une légère ulcération en coup d'ongle. La photophobie est intense. On tient l'œil droit continuellement fermé au moyen d'un bandeau et d'un tampon de ouate.

Le 30 juillet, l'ulcération de la cornée est presque complètement cicatrisée ; la conjonctive est moins intense. Depuis quelque temps J... tousse ; l'expectoration est muco-purulente. A l'auscultation des poumons, râles sibilants et sous-crépitants disséminés.

Au commencement d'août, le foie ne déborde plus les fausses côtes que de quatre travers de doigt. Toujours ni ascite, ni développement des veines sous-cutanées abdominales. De temps à autre, douleurs assez vives dans l'hypochondre droit. Le malade maigrit insensiblement ; il perd les forces. L'ictère est toujours bien accusé ; les selles continuent d'avoir l'aspect ordinaire.

Au mois d'octobre, le foie a encore un peu diminué de volume ; il dépasse le rebord des fausses côtes de trois travers de doigt environ. Point de développement anormal des veines sous-cutanées abdominales ; un peu d'ascite. Même ictère. J.. décline rapidement. Depuis quelque temps, taches pétéchiales aux membres inférieurs. L'ulcération de la cornée droite a augmenté depuis quelque temps. Insensibilité de la cornée et de la conjonctive. Tout le segment antérieur de l'œil est notablement atrophié. Conjonctivite double ; amblyopie.

15 octobre. — Pendant la nuit, le malade a vomi une grande quantité de sang. Il a eu également une épistaxis abondante. Le matin on le trouve, à la visite, la face souillée de sang vomi, profondément abattu. Nombreuses taches pétéchiales sur tout le corps.

Le 16, J. a encore vomi un peu de sang pendant la nuit ; il se plaint de douleurs dans les membres et dans l'abdomen, qui est distendu par les gaz ; un peu d'ascite. L'abattement augmente. Le soir, 38°,8.

Le 17, l'ictère augmente. Diarrhée abondante de selles porracées, d'odeur infecte. Pas de vomissements bilieux.

Soir. T. 38,6. P. 86. R. 32.

Le 18, subdélire pendant la nuit. Prostration. La diarrhée persiste. Il accuse des douleurs assez vives dans l'abdomen.

Matin. T. 38,2. P. 84. R. 28.

Soir. T. 38,4. P. 96. R. 32.

Le 19, le matin, l'intelligence est assez nette. J... me dit qu'il va mourir, qu'il peut me faire ses adieux. Il se plaint continuellement de douleurs abdominales. L'abdomen est notablement distendu ; matité jusqu'à l'ombilic ; sensation de flot peu accusé.

Soir. T. 38. P. 112. R. 32.

Le 20, le malade succombe dans la matinée, sans convulsions.

Autopsie. — Point de lésions importantes de l'encéphale ni de la moelle. Le liquide céphalo-rachidien a une teinte verdâtre très-accusée.

Les deux poumons sont fortement congestionnés et présentent sur les coupes quelques infarctus noirâtres du volume d'une noisette.

Le cœur pèse 380 grammes. Le tissu du cœur est flasque et a une coloration feuille-morte. Point de lésions valvulaires. Quelques légères plaques d'athérôme sur la face interne de l'aorte.

Ecchymoses interstitielles dans le muscle diaphragme.

La rate est très-volumineuse ; elle pèse 750 grammes ; son tissu est profondément ramolli, teinte lie de vin. La surface est recouverte de plaques laiteuses plus ou moins épaisses. Le volume du foie dépasse de beaucoup son volume ordinaire. Il pèse 2,380 grammes.

Diamètre vertical, 20 centimètres. Diamètre transversal, 27 cent.

Quand on a enlevé les fausses membranes infiltrées de sang qui l'unissent à la face inférieure du diaphragme et à l'estomac, le foie apparaît avec une teinte vert foncé généralisée. La surface est chagrinée, mais les saillies ne dépassent guère le volume d'un grain de millet. Le tissu est assez dur, mais n'offre pas la résistance ligneuse du tissu d'une cirrhose atrophique.

Nulle trace de cicatrices. La coupe est légèrement granuleuse ; sa coloration est vert épinard ; elle est sillonnée de taches grisâtres, d'ailleurs, assez peu apparentes au milieu de la teinte foncée du tissu.

La vésicule est remplie de bile ; pas plus que les gros conduits biliaires, elle ne contient de calculs. Dans le canal cholédoque, la muqueuse est recouverte d'une légère couche de mucus jaunâtre ; l'orifice ou conduit dans le duodénum ne présente rien de particulier à noter.

Les ganglions du hile hépatique, infiltrés de bile, ne sont pas sensiblement hypertrophiés ; ils n'exercent aucune compression sur les gros troncs des canaux biliaires qui sont complètement perméables.

Des morceaux du tissu du foie sont placés successivement pendant vingt-quatre heures dans l'acide picrique, la gomme, puis l'alcool absolu. Les coupes sont teintes par la teinture de picrocarminate et montées dans la glycérine. Quand on examine les coupes au microscope, on voit que tous les lobules sont complètement infiltrés de bile et de pigment biliaire. La plupart des cellules ne sont plus qu'un amas de granulations pigmentaires infiltrant le protoplasma où le noyau a disparu, et mélangées de gouttelettes graisseuses. Les mêmes granulations, presque toutes d'un vert foncé, remplissent également les espaces intercellulaires. Par places, les cellules présentent une dégénérescence graisseuses beaucoup plus accusée, quelques-unes sont réduites à une ou deux gouttelettes de graisse autour desquelles le protoplasma, coloré en jaune verdâtre, forme une couche plus ou moins mince.

Ces lobules sont séparés les uns des autres par des tractus de tissu conjonctif fibrillaire qui ont jusqu'à 0^m,03 d'épaisseur et par places dépassent notablement le diamètre des lobules. Ces faisceaux fibrillaires s'engagent entre les cellules périphériques des lobules qu'ils atrophient plus ou moins et se perdent dans les amas de granulations pigmentaires interposées entre les cellules.

Ces faisceaux de tissu conjonctif fibrillaire qui s'entrecroisent dans tous les sens sont sillonnés de nombreux canalicules biliaires; ils forment comme des réseaux capillaires et sont complètement remplis de granulations pigmentaires jaunes ou verdâtres; on distingue, au milieu de ces granulations, des petites cellules polyédriques se rapprochant plus ou moins de la forme cubique et contenant elles-mêmes des granulations pigmentaires·

Il n'y a rien de bien particulier à noter pour les radicules de la veine porte qui par places semblent un peu plus larges qu'à l'état normal.

Le rein droit pèse 200 gr., le gauche 175 gr. Congestion intense de la substance médullaire. Aspect jaunâtre de la substance corticale.

La cavité péritonéale tout entière est remplie d'une grande quantité de sang, converti en caillots noirâtres qui surnagent dans un liquide séreux fortement coloré en jaune verdâtre.

Ces mêmes caillots se retrouvent dans le sac d'une hernie inguinale droite ; sa face interne est tapissée de fausses membranes infiltrées de sang.

Le feuillet viscéral du péritoine est transformé aussi en fausses membranes épaisses et infiltrées de sang.

Ecchymoses disséminées dans l'épaisseur de la paroi de l'estomac et de l'intestin.

La muqueuse gastro-intestinale est teinte en noire par la matière colorante du sang. Point de lésions appréciables de cette muqueuse.

OBS. XIV (personnelle).

D... (Simon-Paul), 39 ans, forgeron, né à Paris. Entré le 16 juillet 1874 à l'hôpital Cochin, service du Dr Bucquoy. Son père a succombé à un traumatisme, n'ayant jamais fait aucune maladie ; sa mère vit encore et se porte bien ; il en est de même de plusieurs frères et sœurs.

Lui-même avait toujours joui d'une excellente santé jusqu'en 1871. Il a été soldat pendant 6 ans. En cette qualité il a été en Afrique, en Crimée et en Italie, sans jamaisy avoir fait aucune maladie.

Il avoue avoir abusé de l'absinthe, étant au service, et de vin blanc depuis qu'il est revenu. Il n'a pas eu la syphilis.

Il était à Paris pendant le siége, mais sa maladie aurait commencé un peu après la Commune, à la fin de la lutte. Sur la dénonciation d'un voisin, des soldats vinrent pour l'arrêter ; il était à table, il eut une grande frayeur et fut pris presque immédiatement d'une jaunisse intense. Cette jaunisse disparut bientôt ; mais à partir de ce moment D... remarqua que sa face prenait souvent une légère teinte jaunâtre en même temps qu'il ressentait quelques douleurs dans l'hypochondre droit et qu'il perdait insensiblement les forces et l'embonpoint. Mais c'est surtout à partir du milieu de 1873 que sa santé s'altéra sérieusement. L'ictère était devenu permanent ; il était généralisé et s'était accusé de plus en plus ; de temps à autre, quelques douleurs, d'ailleurs toujours peu vives dans l'hypochondre droit. L'abdomen avait enflé. Les forces avaient notablement diminué, bien que l'appétit fût resté assez bon.

Il alla ainsi jusqu'au commencement de 1874, continuant son travail avec peine et irrégulièrement.

En mars 1874, il reçut les soins d'un médecin éminent qui fit dans l'hypochondre droit une ponction avec l'appareil Potain ; il ne sortit que quelques gouttes de sang. Après un peu de repos, il se sentit mieux et reprit ses occupations, mais dès le mois de mai ses forces l'abandonnèrent de nouveau, et il fut obligé de garder la chambre. A bout de ressources, il se décida à entrer à l'hôpital Cochin.

On est d'abord frappé par la coloration de tout le téguinent externe qui est d'un jaune brun, comme les sclérotiques. La face et les membres sont amaigris, surtout si on tient compte d'un renseignement donné par le malade, qui dit avoir été autrefois fortement musclé. Par contre, l'abdomen est considérablement développé. La percussion démontre que le foie est très-hypertrophié : la matité commence à deux travers de doigt au-dessous du mamelon et descend à dix travers de doigt au-dessous des fausses côtes ; elle s'étend à tout le creux épigastrique, une partie de l'hypochondre gauche et de la région ombilicale. La tumeur que la palpation fait reconnaître au niveau de cette matité est lisse, dure, douloureuse à la pression.

Point de veines sous-cutanées abdominales, anormalement développées. Point d'ascite appréciable. Point d'œdème des jambes ; le malade dit que lorsqu'il a fait une marche assez longue, ses jambes enflent. Rien à noter au cœur et aux poumons. L'appétit est assez bon.

Le malade dit qu'il vomit quelquefois, très-rarement ; constipation habituelle, céphalalgie fréquente. Depuis quelque temps éruption prurigineuse généralisée.

Urine d'un jaune rouge foncé, tachant fortement le linge en jaune verdâtre. Dès les premiers jours, on note le soir un certain mouvement fébrile avec sueurs pendant une partie de la nuit.

Le 18 juillet, on applique un large vésicatoire sur l'hypochondre droit.

Jusqu'à la fin de juillet, même état. Toutefois, la fièvre a augmenté insensiblement, et vers le 30 juillet elle atteint, le soir, 39,4, il y a des frissons et des sueurs profuses. Anorexie complète. On administre le sulfate de quinine.

Vers le 6 août, la fièvre a complètement disparu, l'ictère a diminué, l'appétit revient. La tuméfaction hépatique semble un peu moins tendue. Les douleurs assez vives qui s'étaient produites dans l'hypochondre droit ont presque totalement cessé. Le malade se sent mieux et quitte l'hôpital le 15 août.

Au commencement de 1875 il revient à l'hôpital Cochin, son état est à peu près le même. Après quelque temps il demande à sortir. En juin 1875 il est à l'hôpital de la Charité, dans le service du Dr Bourdon.

Il présente le même ictère, le même développement du foie sans ascite.

Obs. XV (Hayem, Bulletin de la Société anatomique, séance du 4 juin 1875).

B... (Louis), âgé de 39 ans, journalier, entre, le 22 décembre 1874, dans le service de clinique médicale de la Charité, salle Saint-Jean-de-Dieu, n° 26.

Ce malade resta en France jusqu'en 1867, époque à laquelle il fut envoyé en garnison à Blidah (Algérie).

Jusqu'alors il avait toujours eu une bonne santé ; cependant il eut en 1861 un chancre, dont on trouve encore les traces sur la verge, et un bubon dans l'aine, bubon qui, au dire du malade, ne suppura pas. A cette époque, le malade fut soumis pendant quelque temps à un traitement antisyphilitique.

Peu de temps après son arrivée en Afrique, il fut atteint de fièvre intermittente tierce pendant environ un mois. La fièvre céda assez rapidement au sulfate de quinine ; mais, pendant deux ans, elle eut de la tendance à reparaître. Peu de temps après les premiers accès de fièvre, il survint de l'ictère, qui, depuis, n'aurait jamais complètement disparu. Le début en fut brusque et s'accompagna de douleurs dans le ventre, particulièrement du côté du foie et de la rate. Le ventre augmente de volume, l'appétit diminue, et les digestions deviennent difficiles. Malgré ces accidents, le malade put continuer à faire son service, et il séjourna en Afrique environ trois ans.

Quand éclata la guerre avec la Prusse, les troupes d'Afrique furent rappelées en France, et le malade fut au nombre des soldats qui supportèrent le siége de Metz.

Pendant toute la durée du siége, malgré la persistance de l'ictère, sa santé se maintint dans un état relativement assez bon. Cependant il éprouvait de temps en temps de violentes douleurs dans la région du foie. A la capitulation de Metz, le malade, fait prisonnier, fut envoyé en Allemagne, dans la Haute-Silésie, et placé dans un hôpital, où il fut, dit-il, très-mal soigné et surtout fort mal nourri. On lui fit prendre cependant pendant quelque temps du sulfate de quinine.

Après la guerre, il revint en France et fut envoyé en garnison à Nantes, puis à Rouen. Là, il entra à l'hôpital, et, quand vint la bonne saison, il fut envoyé à Vichy, où il passa un mois et demi.

Chaque jour, il buvait de l'eau de la « Grande-Grille » et prenait des douches dirigées sur le ventre. Ce traitement provoqua des douleurs dans la région hépatique et n'amena pas d'amélioration notable.

Au mois d'août 1873, après avoir fait quatorze ans de service, il voulut encore rester militaire; mais il fut remercié pour cause de santé, et il alla passer quelque temps dans sa famille. Il a encore sa mère et une sœur qui se portent bien.

L'année dernière il vint travailler à Palaiseau à la construction du nouveau fort, et il fut souvent obligé d'interrompre son travail à cause des douleurs qu'il ressentait dans l'abdomen, toujours dans la région du foie.

De plus, il éprouvait de la dyspnée et les douleurs s'aggravaient dès qu'il se livrait à un exercice un peu violent. C'est alors que voyant son état empirer tous les jours, il résolut d'entrer à l'hôpital.

22 décembre 1874. On constate les phénomènes suivants: teinte ictérique de moyenne intensité, amaigrissement sensible survenu récemment. Les jambes ne sont pas œdématiées, cependant, depuis plusieurs jours, elles présenteraient un peu d'enflure lorsque le malade reste debout pendant quelque temps.

Sur la peau du tronc et des membres, on trouve la trace d'une éruption qui est survenue au mois de juillet dernier et qui a guéri sans traitement.

Ce sont des taches arrondies, blanches, et à peine déprimées au centre, entourées d'une auréole brunâtre. Ces cicatrices sont au nombre d'une trentaine sur tout le corps, paraissent, d'après la description du malade, se rapporter à une éruption ecthymateuse (?).

Le ventre est tendu, dur et un peu douloureux au niveau de l'hypochondre droit et de la région épigastrique. A la palpation on sent le foie débordant le rebord des fausses côtes ; il descend jusqu'à deux travers de doigt de l'ombilic ; sa surface paraît très-dure, lisse, non bosselée ; il est un peu sensible à la pression.

La rate forme également une tumeur dure, arrondie, facile à sentir, elle présente environ 12 centimètres de matité en hauteur.

Pas d'ascite, mais quelques veines dilatées sur la partie latérale droite de l'abdomen et à la base de la poitrine.

Les urines sont fortement colorées, couleur acajou, peu abondantes ; elles laissent déposer une matière boueuse, épaisse, et ne contiennent que des traces de matière colorante de la bile. L'appétit est considérablement diminué, et le malade conserve un dégoût opiniâtre pour la viande. La langue est rouge, il en est de même des lèvres et des parois buccales ; le bord des gencives présente un liséré bleuâtre, légèrement ulcéré au niveau des incisives ; l'haleine est fétide, les digestions sont difficiles, depuis quelques mois. Pas de vomissements, constipation habituelle, jamais de diarrhée. Les selles ont une couleur foncée, elles n'ont jamais été décolorées. L'auscultation des poumons ne fournit que des signes négatifs. Le pouls est régulier, le cœur a un volume normal ; à l'auscultation on entend un bruit de souffle net, mais peu rude, au premier temps et à la pointe.

Prescription. — Dans l'hypothèse d'une affection syphilitique du foie, on prescrit deux cuillerées à bouche de sirop de Gibert.

2 janvier 1875. Sous l'influence du traitement anti-syphilitique, l'état du malade s'est amélioré. Le ventre est moins tendu, les parois abdominales sont plus souples, les douleurs péri-hépatiques ont presque disparu et le foie a diminué de volume. La rate est toujours notablement hypertrophiée. Cependant l'ictère reste aussi intense.

Le 4. Le malade accuse de violentes douleurs dans la région hépatique, douleurs qui l'ont empêché de dormir. Quant aux autres symptômes, il sont toujours à peu près les mêmes.

Le 6. Le malade se trouve un peu mieux depuis deux jours, les coliques ont disparu. Les parois du ventre sont moins tendues, plus souples, mais le foie est toujours douloureux à la palpation. Après avoir rapidement diminué de volume, il reste maintenant dans un état stationnaire. La rate est encore très-hypertrophiée. Les urines présentent toujours les mêmes caractères. L'appétit n'augmente pas, même dégoût pour la viande.

Le 8. Le malade se plaint de coliques et de douleurs dans la région hépatique, douleurs qu'il attribue à la suppression du traitement anti-syphilitique (depuis deux jours on a suspendu le sirop de Gibert).

Le 12. On reprend le sirop de Gibert et on prescrit des bains alcalins. La teinte ictérique est moins marquée ; l'état général reste cependant le même. Potion avec 4 grammes de chlorate de potasse.

Le 15. Le malade dit que le bain alcalin l'a soulagé et a diminué ses coliques.

Le 21. Depuis le 15 janvier, le malade n'a rien présenté qui mérite la peine d'être signalé. Il a eu ce matin une épistaxis (un tiers de crachoir environ.)

Le 22. L'épistaxis a reparu, mais cette fois moins abondante.

Le 24. Le foie est toujours très-volumineux et fait une saillie très-prononcée dans l'abdomen. Sur une ligne allant du mamelon à l'épine iliaque antérieure et supérieure, l'organe s'étend encore dans une étendue de 22 centimètres. Sur une autre allant du sternum à l'ombilic, on trouve de la matité sur une largeur de 9 centimètres. La rate est toujours très-volumineuse et déborde les fausses côtes en avant. L'ictère est peut-être un peu moins marqué qu'à l'entrée du malade. Le bruit de souffle persiste au cœur, ayant son maximum à la pointe et au premier temps. L'appétit est toujours à peu près nul, le dégoût pour la viande persiste. Les urines sont peu abondantes et d'une couleur acajou très-prononcée. On ne constate ni ascite ni œdème des membres inférieurs. On remplace le sirop de Gibert par 1 gr. 50 d'iodure de potassium, bains alcalins.

Le 26. Les parois de l'abdomen sont plus souples, et le foie a considérablement diminué de volume depuis que le malade prend de l'iodure de potassium.

Le foie qui, à l'arrivée du malade, descendait jusqu'à un travers de doigt au-dessous de l'ombilic, est remonté à peu près à 6 centimètres au-dessus de l'ombilic, il ne déborde plus les côtes que de deux travers de doigt.

Le 29. Le foie diminue toujours; le ventre devient de moins en moins tendu. L'appétit est toujours nul. Les urines de couleur acajou sont peu abondantes. Le bruit de souffle persiste à la pointe.

Le 1er février. Le malade se plaint de légères coliques dans l'abdomen, cependant le volume du foie diminue tous les jours, mais celui de la rate persiste.

Le 2. L'appétit ne revient pas, la muqueuse buccale a toujours sa couleur framboisée, les dents déchaussées sont recouvertes d'un enduit assez épais.

Le 10. L'état du malade est à peu près le même, on applique un large emplâtre de Vigo sur la région hépatique. Cet emplâtre se détache au bout de cinq jours, après avoir déterminé une irritation assez vive de la peau. Le foie semble s'être encore un peu rétracté. L'appétit est toujours nul.

Le 20, le malade se plaint d'un peu de mal de gorge, cependant l'examen du pharynx ne fait rien constater d'anormal.

Le 21, la lèvre supérieure est légèrement tuméfiée, et sur l'aile du nez, du côté gauche, apparaît un point rouge.

Le 22, la rougeur a gagné le nez dans toute son étendue ; elle est nettement limitée. La peau du nez est tendue, tuméfiée et présente nettement les caractères de l'érysipèle. Le malade éprouve une violente céphalalgie. Le mal de gorge est peu intense, la chaleur peu élevée, la fièvre modérée.

Le 23, la rougeur augmente d'une manière uniforme des deux côtés de la face ; les joues commencent à se prendre, ainsi que les paupières ; la face a un aspect bouffi ; la lèvre supérieure, le nez et les parties adjacentes sont tuméfiées et très-rouges. 4 gr. extr. mou de quinquina, axonge sur la face.

Le 24, l'érysipèle suit sa marche envahissante ; le front commence à s'enflammer. Les douleurs frontales sont très-vives et s'exaspèrent par la toux et les vomissements. Les douleurs dans la région du foie ont disparu, ou du moins sont bien moins vives.

Le 25, l'érysipèle se limite ; la rougeur diminue, cependant les douleurs de tête sont toujours très-vives.

Le 26, l'érysipèle gagne le cuir chevelu et y détermine une sensibilité très-vive. La fièvre est intense et redouble vers le soir en s'accompagnant de délire. La température atteint 40° ; cependant, du côté de la face, l'inflammation diminue.

Le 27, amélioration de l'état local. La face n'est plus tuméfiée ; les parties qui ont été le siége de l'érysipèle sont d'un rouge violacé ou bleuâtre, et la peau de ces parties est le siége d'une desquamation par lambeaux assez larges ; le cuir chevelu est encore gonflé et douloureux. L'appétit est nul ; le malade n'accuse plus de douleurs du côté du foie.

Le 28, le malade va mieux. Tout est rentré dans l'ordre.

Le 2 mars, la face ne porte plus l'empreinte de l'érysipèle; il ne reste plus qu'une desquamation partielle. Le foie diminue toujours de volume.

Le 4, la phlegmasie cutanée récidive et réparaît au niveau des ailes du nez, où la peau est rougie, gonflée, tendue, douloureuse. Le malade se plaint d'un léger mal de gorge.

Le 5, l'érysipèle gagne et s'étend vers le front, qui est tuméfié et le siége de violentes douleurs, s'exagérant par la pression et les mouvements.

La tuméfaction de la face est à peu près passée, mais, en revanche, l'érysipèle progresse toujours du côté des temporaux et des pariétaux, au niveau desquels les douleurs sont très-vives. Le malade est un peu agité. La fièvre est intense, le pouls large, plein ; la tempépérature atteint 39°.

Le 6, les douleurs se font sentir dans la région occipitale et rendent le sommeil impossible. L'état fébrile est toujours le même.

Le 8, l'érysipèle semble s'arrêter, l'inflammation diminue, les douleurs occipitales existent encore, l'oreille droite est encore tuméfiée. On reprend l'iodure de potassium à la dose de 1 gr.

Le 9. Le malade se sent mieux, la peau est moins chaude, le pouls moins fréquent.

Le 10. L'érysipèle a complètement disparu. La face ne porte plus que les dernières traces consistant en petites lamelles cutanées qui se détachent çà et là.

Le 11. L'état du malade reste le même, l'appétit semble revenir un peu.

Le 12. Le malade appelle l'attention sur un nouveau phénomène. Le ventre qui n'était resté gros que dans la région hépatique, se développe d'une manière uniforme. Pas de fluctuation.

Le 13. Le ventre augmente ; à la percussion on trouve de la matité au niveau des parties les plus déclives. La fluctuation n'est pas très-évidente. Iodure de potassium, 1 gr. 50.

Le 15. Météorisme plus marqué ; pas d'ascite. L'état général est plus mauvais depuis un mois. Le malade ne mange presque pas, les digestions sont difficiles ; insomnie persistante ; l'amaigrissement fait des progrès notables depuis quelque temps. Iodure de potassium, 2 grammes.

Le 27. On prescrit de nouveau un emplâtre de Vigo cum. mercurio sur la région abdominale et hypogastrique.

Le 14 avril. L'ascite est devenue manifeste. Le ventre a actuellement une forme globuleuse bien accentuée. La fluctuation n'est point en rapport avec la distension des parois abdominales, qui est due surtout au météorisme. Depuis trois jours, les urines sont moins abondantes. Elles sont toujours d'une coloration ronge foncé, d'une forte densité, laissant déposer des sels au fond du vase. La rate est toujours très-volumineuse. On ne saurait, à cause du volume du ventre, délimiter exactement les dimensions du foie ; l'appétit est toujours nul. Le malade maigrit de plus en plus. La coloration dos téguments en jaune persiste toujours.

Le diaphragme est refoulé dans le thorax et rend la respiration difficile. Cependant rien à noter à l'examen des poumons.

Le 20. Hier, vers trois heures du soir, le malade fut pris de dyspnée intense ; il était en proie à une anxiété très-grande. Des ventouses sèches appliquées sur la base du thorax firent disparaître cette dyspnée. Le malade n'a pas reposé dela nuit. Il a été pris dans la nuit de vomissements bilieux, liquides verdâtres et d'une diarrhée abondante, caractérisée par des selles séreuses complètement liquides.

A la visite, le malade est un peu mieux, mais très-faible. La percussion révèle de la submatité dans la fosse sous-épineuse droite. A l'auscultation, on entend à ce niveau une respiration rude et un peu soufflante, mais rien qui soit capable d'expliquer la dyspnée. La mensuration du ventre ne permet pas de constater une augmentation manifeste. Potion de Todd, avec extrait de quinquina.

Le 23. Dyspnée persistante et insomnie. Mêmes signes à la percussion. A l'auscultation, râles sonores disséminés dans les deux poumons, plus abondants à droite. Les crachats sont blanchâtres, un peu visqueux, mêlés avec quelques stries de sang pur.

Le 25. On trouve toujours de la submatité au niveau de la partie moyenne du poumon droit. Dans l'étendue des deux poumons, râles sous-crépitants et râles sibilants et ronflants. Potion de Todd avec extrait de quiquina, vin diurétique, 50 gr.

Le 17. Mêmes crachats. Les veines des parois abdominales sont dilatées depuis quelques jours ; elles sont très-apparentes, surtout à la partie inférieure du thorax et autour de l'ombilic.

Le ventre très-distendu refoule le diaphragme et avec lui le poumon ; il en résulte une dyspnée considérable. Pour soulager le malade on pratique la paracentèse abdominale au lieu d'élection. On retire ainsi de l'abdomen 4 litres 700 c. d'un liquide jaune verdâtre contenant de l'albumine et de la matière colorante de la bile. Mêmes signes du côté de l'appareil respiratoire.

2 mai. Amélioration sensible, la congestion pulmonaire a presque complètement disparu ; l'expectoration est presque nulle.

Le 3. Le malade a été très-agité et a voulu quitter l'hôpital ; par suite, il a marché beaucoup dans la journée, et son ventre a repris le volume qu'il avait le 27 avril au matin avant la ponction. La dyspnée a reparu de nouveau. La prcussion révèle toujours un peu de submatité vers le milieu du poumon droit.

A l'auscultation, on entend des râles disséminés dans l'étendue des deux poumons. Le malade a des crachats visqueux, mêlés avec des crachats liquides et des stries de sang.

Il n'y a pas de lésions graves, on ne rencontre que les signes d'une congestion hypostatique.

Depuis plusieurs jours, la lèvre inférieure du malade est recouverte de caillots sanguins peu abondants, adhérents à la moustache ; la présence de c) sang attire l'attention du côté du nez. On constate alors pour la première fois une perforation du cartilage de la cloison, dont le malade ne soupçonnait pas l'existence, et qui a sans doute été le point de départ des poussées érysipélateuses précédentes. Cette perforation a une forme elliptique, elle est taillée régulièrement comme à l'emporte-pièce et assez grande pour qu'on puisse y introduire l'extrémité de l'index.

Son bord paraît partout recouvert par la muqueuse, qui est dure, rouge, épaissie, mais lisse. La rougeur de la pituitaire s'étend aussi loin qu'il est possible de voir dans l'intérieur des fosses nasales sans l'emploi du spéculum.

Le 4, la congestion pulmonaire paraît moins intense et les crachats sont moins abondants. Même traitement et de plus, frictions sur l'abdomen avec du baume tranquille.

Le 6. Réapparition des signes de congestion pulmonaire. La dyspnée est intense et les crachats abondants. Le malade éprouve quelques douleurs abdominales qui sont exagérées par la pression.

Le 12. Les crachats du malade contiennent des stries de sang pur.

Le 13. Les crachats sont plus abondants, d'un jaune verdâtre, moins visqueux, et ne contiennent aucune trace de sang. Nouvelle poussée érysipélateuse sur les parties antérieures et latérales du nez.

Le 14. L'érysipèle ne s'est point étendu ; il pâlit un peu. Une seconde ponction abdominale donne issue à une quantité de liquide un peu moindre que la première, il n'y en a pas 4 litres ; ce liquide est rouge verdâtre, plus foncé que la première fois ; il contient de l'albumine, du sang et de la matière colorante de la bile.

Le 15. Desquamation de toute la partie du nez. On constate une rougeur assez étendue au niveau du sacrum, avec eschare très-limitée au milieu de ces parties enflammées.

Le 17. L'état du malade est un peu amélioré, il ne tousse plus, il se sent plus de force et semble avoir un peu plus d'appétit. — Iodure de potassium, 1 gr.

Le 20. L'état d'amélioration semble continuer. — Iodure de potassium, 1 gr. 20.

Le 22. Le malade est très-faible, les jambes et le scrotum sont œdématiés.

Le 24. Le gonflement œdémateux des jambes et du scrotum s'accroît. Le malade est atteint de hoquet, à intervalles assez éloignés.

Le 25. Les intervalles pendant lesquels se produit le hoquet se rapprochent de plus en plus.

Le 26. Le hoquet est continu.

Le 27. Le malade meurt à 8 heures du matin.

Autopsie faite le 28 mai, 24 heures après la mort.

L'abdomen contient environ 5 litres de liquide jaune verdâtre. Le feuillet pariétal du péritoine est recouvert dans presque toute son étendue par une néo-membrane assez épaisse et assez facile à détacher par larges lambeaux. Cette néo-membrane est rouge, rosée ou lie de vin ; elle est extrêmement vasculaire et infiltrée çà et là de suffusions sanguines. Elle contient dans son épaisseur des amas irrégulièrement disséminés de petits grains saillants, d'un blanc jaunâtre, qui ressemblent beaucoup à de petits tubercules jaunes.

Sur les anses intestinales, on trouve également quelques néo-membranes vasculaires, sous forme de petites plaques ou stries, faciles à détacher et plus minces que la néo-membrane pariétale. Il n'existe pas d'adhérences entre les anses intestinales ; on ne trouve entre elles qu'un peu de liquide visqueux et des flocons blanchâtres.

Le grand épiploon est remarquablement rétracté ; il forme au-devant du côlon transverse une sorte de masse allongée, épaisse, brunâtre et friable. L'épiploon gastro-hépatique est également très-épais, particulièrement au niveau du col de la vésicule ; il ne contient pas de ganglions tuméfiés.

Après l'ouverture du duodénum, qui est rempli d'un liquide jaune verdâtre, une pression assez forte exercée sur la vésicule biliaire fait sortir une partie de son contenu. C'est un liquide muqueux, peu abondant, à peine un peu verdâtre. Le pancréas est d'un volume à peu près normal, mais son tissu est dur et crie sous le scalpel.

Le foie est très-volumineux, lourd ; et il pèse 2 kilog. 500. Sa surface est recouverte de quelques néo-membranes comme le reste du péritoine ; mois il n'y a pas d'adhérence avec les parties voisines. La capsule de Glisson, très-épaissie, offre de grandes plaques ou bandes blanchâtres irrégulièrement distribuées. La surface du foie est par places mamelonnée et granuleuse, et les saillies ou grains d'une couleur brunâtre ou rouge tranchent nettement sur la couleur jaune ardoisée de l'organe. Il n'y a ni sillons, ni aspect lobulé. La consistance du foie est partout considérable ; elle n'est pas égale dans tous les points ; en général, elle rappelle celle du fibrôme ; mais çà et là elle est presque aussi grande que celle du fibro-cartilage.

Les coupes offrent un aspect particulier bien digne de remarque. Sur un fond blanc grisâtre ou jaunâtre, uni, lisse, dur, brillant, d'aspect sclérotidien, se dessinent des taches d'une coloration très-variable. Rares et petites dans les points les plus scléreux ; plus volumineuses et plus confluentes dans les points relativement moins altérés, ces taches répondent, à n'en pas douter, aux lobules hépatiques plus ou moins modifiés.

Quelques-uns de ces lobules sont jaune-verdâtre et rappellent la couleur du foie graisseux ; d'autres sont verdâtres comme dans le foie ictérique ; d'autres encore sont ou brunâtres comme s'ils étaient fortement congestionnés, ou infiltrés de pigment sanguin. La forme et les dimensions de ces taches sont très-variables, leur groupement a lieu d'une manière inégale par petits amas ou bouquets, 630 gr, dans la capsule, plaques et îlots scléreux, blanchâtres ; à la coupe, tissu mou rappelant celui de la rate typhoïde ; il n'y a ni tractus conjonctifs épaissis, ni tuméfaction appréciable des corpuscules. Les *deux reins* sont d'un volume normal. Ils contiennent tous les deux un assez grand nombre de petits abcès disséminés surtout dans la substance corticale. Le plus gros de ces abcès a environ le volume d'un gros pois. Quelques-uns sont si superficiels qu'ils se déchirent pendant la cortication et laissent échapper une gouttelette de pus. Autour des abcès, la substance rénale est un peu congestionnée ; mais, dans l'intervalle, elle paraît complètement saine.

Quant aux parties scléreuses, elles représentent des plaques ou traînées tout à fait inégales et irrégulières dont la disposition et la forme échappent à toute description. On ne trouve nulle part, ni brides rétractées, ni tumeurs, ni canaux biliaires, visibles à l'œil nu.

La *rate* est volumineuse, régulièrement hypertrophiée.

Le *cœur* est normal ; l'aorte est parsemée de quelques plaques athéromateuses peu saillantes et non ulcérées.

La *plèvre* est intacte.

Les *poumons* sont rouges et crépitants dans toute leur étendue, sauf au niveau de la partie moyenne et inférieure du poumon droit, où l'on trouve les caractères de la congestion chronique.

La surface de l'encéphale est lisse. L'arachnoïde et la pie-mère ne sont pas épaissies ; mais çà et là, le long des vaisseaux surtout, et au niveau des scissures sylviennes, du chiasma des nerfs optiques et de la protubérance, existe une infiltration de pus jaunâtre dans les mailles de la pie-mère. Le tissu cérébral est un peu mou et œdémateux en certains points de la surface, et particulièrement au niveau de la voûte à trois piliers et du corps calleux. Les artères de la base sont saines et libres ; l'examen le plus attentif ne fait découvrir aucun tubercule au niveau des infiltrations purulentes.

L'estomac et l'intestin n'ont pas été examinés.

La pituitaire est rouge, épaissie, lisse dans toute l'étendue des fosses nasales. Au niveau de la perforation du cartilage de la cloison, elle est indurée, mais ni granuleuse, ni ulcérée.

Ce trou, fait comme à l'emporte-pièce, a un bord mince un peu tranchant, recouvert par la muqueuse, sauf en un point très-circonscrit, où le cartilage est dénudé. Le cartilage et le vomer sont un peu rouges, mais, en apparence, fort peu altérés.

Examen microscopique. — *Reins.* — Les abcès du rein contiennent du pus phlegmoneux, bien franc ; il ne s'agit certainement pas de tubercules ou de gommes en voie de ramollissement.

Néo-membranes. — Les petits grains jaunes des néo-membranes ne s'affaissent pas quand on les pique ; ils résistent même assez fortement aux aiguilles à dilacérer. A un faible grossissement, ils forment de petites masses arrondies, nettement délimitées, constituées par des leucocytes pressés les uns contre les autres. Par la dilacération, on n'y retrouve que des globules blancs, et l'on isole en même temps quelques-unes des grosses cellules plates qui forment en grande partie la néo-membrane. Ces petits grains jaunâtres sont donc probablement de petits abcès, dans lesquels le pus n'est pas encore complètement collecté ; il serait difficile de les considérer comme des tubercules et encore moins comme de petites productions gommeuses.

Foie. — Des coupes faites après durcissement dans l'acide picrique et l'alcool, puis colorées à l'aide du picro-carmin, et montées dans la glycérine, laissent voir des particularités fort complexes et très-intéressantes. Nous n'indiquerons ici que les principales.

En examinant les coupes à un faible grossissement, au lieu de voir comme à l'état normal des acini séparés par de minces tractus conjonctifs renflés au niveau des vaisseaux, on aperçoit une sorte de tissu conjonctif plus ou moins dense qui supporte quelques amas cellulaires. Cette trame conjonctive on fibroïde comprend deux parties distinctes; l'une appartient aux prolongements de la capsule de Glisson, l'autre est une modification de la charpente conjonctive des acini eux-mêmes.

Les prolongements de la capsule de Glisson sont considérablement hypertrophiés et forment des bandes ou tractus irréguliers, ou même des plaques qui se confondent par leur bord avec le tissu intra-lobulaire. Celui-ci est surtout bien visible à la périphérie des acini qui sont pour la plupart réduits à quelques trabécules cellulaires centraux.

Les acini se présentent aussi sous la forme d'un petit amas de cellules autour duquel règne une sorte d'anneau plus ou moins large qui se distingue en général assez nettement du tissu conjonctif extra-lobulaire.

Quelques acini ne possèdent plus qu'une dizaine de cellules; un petit nombre d'entre eux ne contient aucun vestige de cellules hépatiques et ne sont reconnaissables qu'à leur forme et à la présence de la veine centrale.

La transformation conjonctive des acini n'a pas partout la même régularité ni la même importance; elle ne prend pas partout l'apparence d'un anneau périphérique; en quelques endroits, elle se présente sous la forme de prolongements irréguliers qui semblent partir des tractus extra-lobulaires et qui divisent le lobule irrégulièrement et plus ou moins complètement en petits lobules secondaires. Il résulte de cette disposition que le tissu du foie ne contient plus qu'une quantité extrêmement petite de tissu hépatique proprement dit, ce qui explique fort bien l'aspect fibroïde déjà si appréciable à l'œil nu.

Néanmoins la structure lobulaire est facile à reconnaître; tant à cause de la disposition trabéculaire des cellules hépatiques non encore détruites, que de l'aspect particulier du tissu conjonctif qui appartient aux acini eux-mêmes.

Toutes les parties de cette trame conjonctive sont infiltrées d'une quantité considérable de petites cellules arrondies (lymphoïdes ou embryonnaires) qui sont disposées tantôt par traînées irrégulières, tantôt par amas plus ou moins nettement arrondis. Ces amas siégent principalement dans les parties qui répondent aux prolongements de la capsule de Glisson, mais on en voit aussi un bon nombre dans la charpente qui correspond aux acini. Le tissu conjonctif hyperplasié est, en outre, parcouru par de nombreux canaux biliaires plus ou moins modifiés. Dans les tractus extra-lobulaires, ces canaux biliaires forment de riches réseaux très-élégants et très-serrés, dont les mailles extrêmement irrégulières sont en général carrées ou rectangulaires.

On peut distinguer facilement d'après leur diamètre trois ordres de canaux : les gros, les moyens et les capillaires. Les gros canaux se voient au centre même des tractus extra-lobulaires et dans le voisinage des vaisseaux : ils sont tapissés par un épithélium cubique régulièrement disposé qui laisse une lumière plus ou moins large. Dans beaucoup d'entre eux, cette lumière est obstruée par une prolifération de cellules épithéliales et quelquefois aussi par une certaine quantité de matière granuleuse.

Les canaux moyens ont l'apparence d'une colonne épithéliale pleine formée par deux ou trois rangées de cellules assez régulières, cubiques ou un peu rectangulaires. Enfin les canaux les plus fins sont représentés par une seule rangée de cellules plus allongées encore, d'aspect pavimenteux.

Beaucoup de ces canaux, et particulièrement les moyens, sont moniliformes, et leur abondance, en certains points, est tout à fait remarquable, en ce sens que dans l'épaisseur d'un seul tractus on en compte souvent douze ou quinze qui sont reliés entre eux par de courtes branches anastomotiques. Quelques-uns d'entre eux sont entourés par des amas cellulaires que nous avons décrits ; mais il n'y a pas de rapport évident entre les deux lésions.

Les réseaux de canaux biliaires n'appartiennent pas exclusivement au tissu conjonctif extra-lobulaire ; il en existe de semblables dans la charpente conjonctive des acini.

A ce niveau, dans la zone périphérique, rendue claire et d'une étude plus facile par la disparition des cellules hépatiques, ces réseaux comprennent des canaux capillaires ; mais dans le centre des acini, on n'aperçoit qu'un réseau très-fin de capillaires qui se perdent au milieu des autres éléments du tissu hépatique.

Dans les points où les cellules hépatiques sont conservées, elles sont pour la plupart infiltrées de graisse et de pigment biliaire jaune-verdâtre ; quelques-unes contiennent un ou deux blocs verdâtres, foncés, comme on en trouve dans le foie ictérique.

Notons encore que les vaisseaux capillaires intra-acineux présentent dans quelques points des dilatations plus ou moins prononcées.

On retrouve, dans ce cas de cirrhose hypertrophique, des lésions des canaux biliaires tout à fait analogues à celles dont M. Cornil a donné récemment la description. (*Arch. de Physio.*, 1874. p. 265.)

PLANCHE. *Fig*. A (400 D.).

1. Canalicules biliaires anormalement développés, plus ou moins
   remplis de cellules épithéliales.— Periangiocholite.
2. Sclérose extra-lobulaire.
3. Faisceaux de fibrilles conjonctives pénétrant dans le lobule et dis-
   sociant les cellules de la périphérie.

Fig. B (80 D.).

1. Canalicules biliaires remplis de pigment biliaire et de cellules
   épithéliales, infiltrées elles-mêmes de pigment biliaire.
2. Sclérose extra-lobulaire.
3. Cellules hépatiques infiltrées de pigment biliaire.

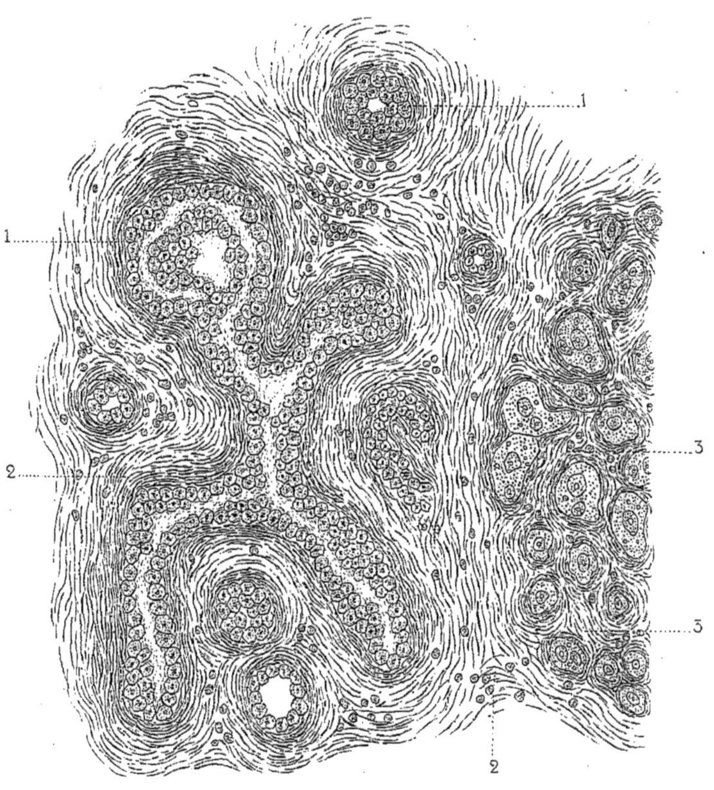

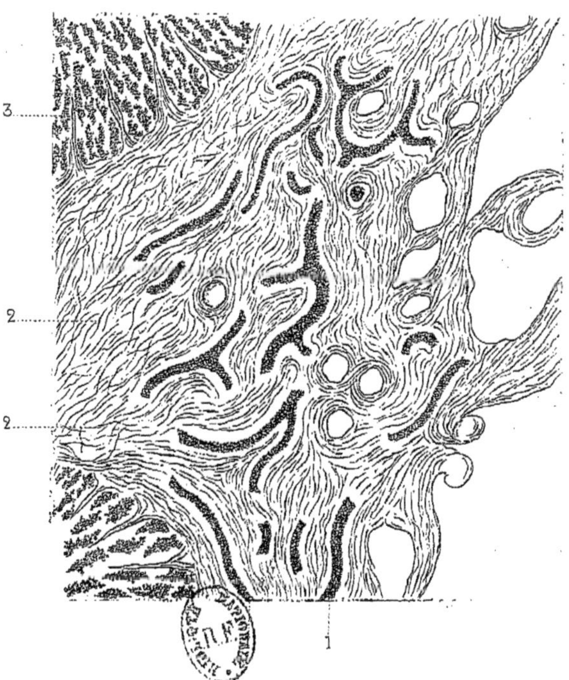

TABLE DES MATIÈRES.

A. Parent, imprimeur de la Faculté de Médecine, rue M.-le-Prince, 21.

BEALE. De l'urine, des dépôts urinaires et des calculs, de leur composition chimique, de leurs caractères physiologiques et pathologiques et des indications thérapeutiques qu'ils fournissent dans le traitement des maladies. Traduit de l'anglais et annoté par MM.. Auguste OLLIVIER, médecin des hôpitaux, et G. BERGERON, professeur agrégé de la Faculté de médecine. Paris, 1865. 1 vol. in-18, 40 p. avec 136 figures. 7 fr.

CIVIALE. Traité pratique sur les maladies des organes génito-urinaires, par le Dr CIVIALE, membre de l'Institut et de l'Académie de médecine. *Troisième édition*, augmentée. Paris, 1858-1860. 3 vol. in-8, avec fig. 24 fr.

CURTIS. Du traitement des rétrécissements de l'urèthre par la dilatation progressive, par le Dr T.-B. CURTIS. Paris, 1875 in-8 de 113 pages. 2 fr. 50

FRERICHS. Traité pratique des maladies du foie et des voies biliaires, par Fr.-Th. FRERICHS, professeur à l'Université de Berlin, traduit de l'allemand par les docteurs DUMENIL et PELLAGOT. *Deuxième édition*. Paris, 1866. 1 vol. in-8 de xvi-896 pages avec 158 figures. 12 fr.

GUBLER. Commentaires thérapeutiques du Codex medicamentarius ou histoire de l'action physiologique et des effets thérapeutiques des médicaments inscrits dans la pharmacopée française, par Adolphe GUBLER, professeur à la Faculté de médecine, médecin de l'hôpital Beaujon, membre de l'Académie de médecine. *Deuxième édition*, revue et augmentée. Paris, 1874. 1 vol. grand in-8, format du Codex, de 900 pages. Cartonné. 15 fr.

JEANNEL. Formulaire magistral, et officinal international, comprenant environ 4.000 formules tirées des pharmacopées légales de la France et de l'étranger ou empruntées à la pratique des thérapeutistes et des pharmacologistes, avec les indications thérapeutiques, les doses des substances simples et composées, le mode d'administration, l'emploi des médicaments nouveaux, etc., suivi d'un mémorial thérapeutique, par J. JEANNEL, pharmacien-inspecteur, membre du Conseil de santé des armées. Paris, 1870. 1 vol. in-18 de 1,000 pages. Cartonné. 6 fr.

KUSS et DUVAL. Cours de physiologie, d'après l'enseignement du professeur KUSS, publié par le Dr MATHIAS DUVAL, professeur agrégé de la Faculté de médecine de Paris. *Troisième édition*, complétée sur l'exposé des travaux les plus récents. Paris, 1876. 1 vol. in-18 jésus, viii-624, pages avec 152 figures. Cartonné. 7 fr.

LEUDET. Clinique médicale de l'Hôtel-Dieu de Rouen, par le Dr E. LEUDET, médecin en chef de l'Hôtel-Dieu de Rouen. 1874. 1 vol. in-8 de 650 pages. 8 fr.

LORAIN. Etudes de médecine clinique et physiolgioque. *Le Choléra observé à l'hôpital Saint-Antoine.* Paris, 1868. 1 vol. grand in-8 raisin de 300 pages avec planches graphiques, dont plusieurs coloriées. 7 fr.

— *Le Pouls, ses variations et ses formes diverses dans les maladies.* Paris, 1870. 1 vol. grand in-8, 472 pages avec 483 fig. 10 fr.

RICHELOT. De la péritonite herniaire et de ses rapports avec l'étranglement, par L.-G RICHELOT, prosecteur de la Faculté de médecine. Paris, 1877. In-8 de 88 pages. 2 fr.

THOMPSON. Traité pratique des maladies des voies urinaires, par sir Henry THOMPSON, professeur de clinique chirurgicale et chirurgien à University College Hospital, membre correspondant de la Société de chirurgie de Paris. Traduit avec l'autorisation de l'auteur et annoté par Ed. MARTIN, Ed. LABARRAQUE et V. CAMPENON, internes des hôpitaux de Paris, membres de la Société anatomique, suivi des **Leçons cliniques sur les maladies des voies urinaires**, professé à University College Hospital, traduites et annotées par les docteurs Jude HUE et F. GIGNOUX. Paris, 1874. 1 vol. grand in-8 de 1020 p. avec fig. Cartonné. 20 fr.

WOILLEZ. Dictionnaire de diagnostic médical, comprenant le diagnostic raisonné de chaque maladie, leurs signes, les méthodes d'exploration et l'étude du diagnostic par organe et par région, par E.-J. WOILLEZ, médecin à l'hôpital Lariboisière. *Deuxième édition.* Paris, 1870. In-8 de 932 pages avec fig. 16 fr.

Paris. — ...PARENT. imprimeur de la Faculté de Médecine, rue M.-le-Prince, 31.

9 782019 911072